32년 차 두개천골요법

접형골 마스터

모든 트라우마는 접형골로 통한다

SPHENOID BONE

32년 차 두개천골요법

접형골 마스터

——— 모든 트라우마는 접형골로 통한다 ———

정인수 지음

"접형골이 중심을 향하면 마음도 중심으로 향하니
마음의 나침반은 접형골이다."

좋은땅

CONTENT

3부
뇌와 얼굴 사이에 접형골이 산다

4부
접형골 나비 효과, 1석8조 치유 효율성

책 속에 있는 해부학 드로잉은 저자인 내가 직접 그렸다.

이유는 기존 해부학책에서는 원하는 이미지를 찾을 수 없어서였다. 구글이나 네이버 검색을 통해 해외 자료에서 찾은 이미지를 그대로 그려 컬러를 입히고, 두개골 모형을 분해해서 이리저리 조립하듯 내가 원하는 형태를 만들었다. 그것을 보면서 데생하듯 그렸다. 난, 그림 전공자가 아니다. 하지만 간절함이 통해서일까. 점점 드로잉 실력이 늘더라. 처음에는 지우고 그리기를 얼마나 반복했던지 종이가 너덜너덜해졌다. 몇 년 동안 그렸던 그림들이 모이다 보니 제법 충분한 양이 되어 이제야 이미지들이 책 페이지에서 자리를 잡으며 용케도 참았던 숨을 길게 내뱉는다. 살아 숨 쉬기 시작한다. 책을 쓰는 동안에도 컬러를 입히지 않은 드로잉은 다시 노트북에서 컬러를 입히는 작업을 병행한다. 글만 쓰는 것이 아니라 그림/이미지 작업 등을 병행하니 재밌네. 비록 그린 그림들이 모두 책 속에 담기지는 않았지만 앞으로 쓰일 책들 속에서 의미를 가지게 될 테다.

책에 담긴 대부분의 내용은 32년간 접형골&안면골 힐링 프로그램과 마스터 교육을 하면서 내가 경험한 것들을 기반으로 한 것이다. 내가 수료한 CST 교육 과정 어디에서도 들어 본 적 없고, 경험한 적도 없는 새로운 것들이 수십 년간 내 손을 통해 몸의 지혜와 가르침으로 전해져 왔다.

결국 힐러에게는 몸이 스승이다.

손이 접촉한 몸에서 매일 뭔가가 배워진다.

내 손이 접촉한 내 몸에서 나는 배워지는 것이 있고

내 손이 접촉한 당신의 몸에서도 나는 배운다.

그 배움은 오롯이 나의 몫이며 나의 여정이다.

그 여정에서 나를 매혹시키는 대상들을 만나곤 한다.

끌린다. 그 대상은 나를 끄는 만큼 치유도 매혹시킨다.

지금, 그 대상 중 하나인 접형골을 만나러 간다.

은은하게 지속성 있게 마법처럼 힐러를 매혹하기에

빠지진 않는다. 걸려들지 않게 한다.

치유는 빠지지도 걸려들지도 않는 것임을 아주 잘 안다.

접형골은 나를 강하게 끌어당기면서도 균형을 가르치는 스승이 되었다. 접형골, 지금 만나러 갑니다.

힐러에겐 몸이 스승이다.
몸은 지혜의 보물창고.
비밀스러운 치유 레시피가 늘상 손에 닿는다.

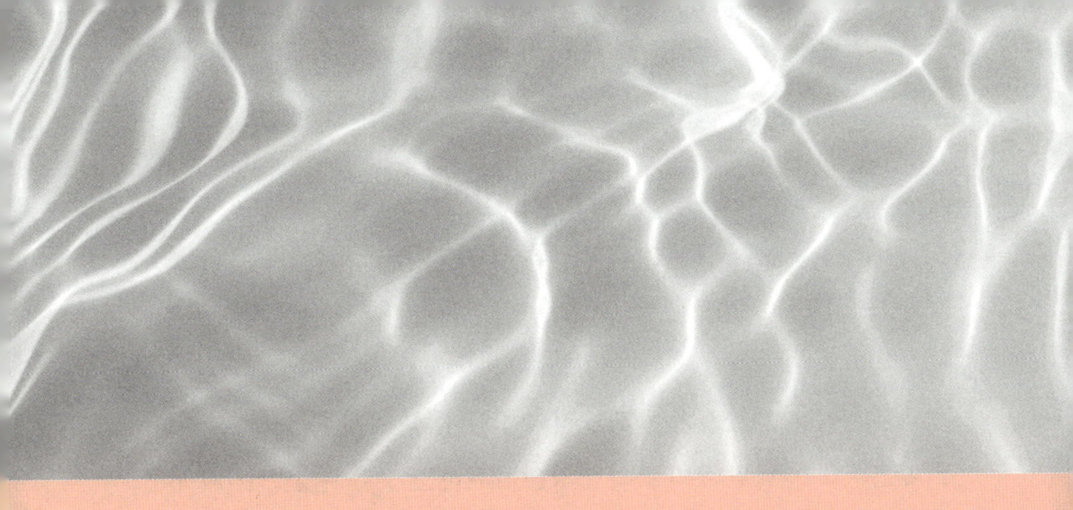

CST의 새로운 물결,
NCST

두개천골요법
CST란 무엇인가?

　우리 몸은 70~90%가 물로 구성되어 있다. 몸 안의 물을 체액이라고 부른다. 그렇다면 우리 몸의 건강을 대표하는 것은 무엇일까? 체액이라고 부르는 몸 안의 물이 건강해야 우리는 비로소 [근원적으로 건강하다]라며 근원의 건강을 확신할 수 있다. 자연의 물은 흐를 때 건강하다. 몸 안의 물도 다르지 않다. 자연의 물, 몸 안의 물. 어떤 물도 흐를 때 건강하다. 흘러야 정화가 되고 깨끗하다. 이것을 물의 자정 능력이라 부른다. 몸 안의 물, 체액도 자연의 물처럼 자정 능력을 지녔다. 그런 몸속의 물이 흐르는 것을 느껴 본 적이 있을까? 난 평상시 한번도 느껴 본 적이 없다. 뭔가에 흥분하거나 격분할 때 사람들은 한번씩 그런 소릴 한다. 피가 거꾸로 솟는 것 같다고. 피도 체액에 포함된다. 그런 격정적인 상태를 제외하고 우리는 쉽게 체액이 흐르는 것을 느끼지 못한다. 내 몸 안 70~90%을 차지하고 있다는데 그걸 느끼지 못하는 것이 더 이상한 것이 아닐까?

　이 또한 신이 내린 배려인가 보다. 태어나서 몸 밖 환경에서 일어나는 것도 배우기 바쁜데 몸속에 일어나는 뭔가에 신경이 쓰인다면 밖으로 확장해야 하는 신경계는 여력이 없을 거다. 신의 배려로 몸 안에서 일어나는 체액의 순환을 전혀 느낄 수 없는 우리지만 손은 감지할 수 있다.

**CST는 미묘하게 흐르고 순환하는 체액의 흐름을
손으로 감지하는 고난도 감지 스킬.
체액 감지가 가능한 자연치연요법의 유일무이한 존재다.**

손이 몸속을 가득 채우고 있는 체액의 흐름을 감지하는 것은 엄청
난 경이로움을 준다. 처음엔! 신기하지만 나중엔 자연스럽다. 처음엔!
긴가민가하지만 수년이 지나면 자연스럽게 느껴진다. 눈에 보이지도,
우리 스스로 감지하지 못하는 체액이라는 미묘한 흐름 혹은 움직임을
CST에서는 우리가 처음 내뱉은 첫 번째 호흡Primary Respiration이라고 부
른다. 엄마 뱃속에 잉태되었을 때부터 시작된 첫 번째 숨은 생명력을
들이마시고 내뱉으며 양수로 가득 채워진 자궁 안에서 생명을 키운다.
첫 번째 숨을 만드는 체액의 미묘한 흐름. 이것을 감지하는 것이 우리
가 가진 근원적 건강을 감지하는 것.

최초의 숨, 생명의 호흡

인헐레이션Inhalation

몸속을 가득 채우고 있는 체액은 몸 중심선에서 수직상승하고 수직하강한다. 체액이 거대한 바다의 밀물과 썰물처럼 몸 전체를 물결처럼 올라갈 때, 몸은 중심선에서 갈라지듯 열리고 1개의 구조는 발 쪽(족방) 혹은 꼬리뼈(미방) 쪽으로 미묘하게 움직인다. 2개의 구조는 중심선에서 외측(중심선에서 멀어지는)으로 움직인다.

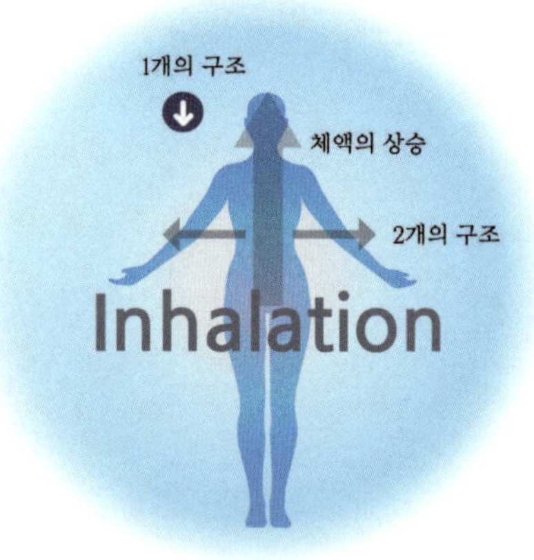

체액이 하강할 때 마치 몸은 즙이라도 짜내듯 중심선으로 바싹 다가오고, 1개의 구조는 머리 쪽으로(두방), 2개의 구조는 내측으로 회전하는 미묘한 움직임이 일어난다. CST 전문가는 호흡/심장 박동과는 별개로 일어나는 미묘한 생명의 움직임을 감지하여 미시적 차원의 건강과 거시적 차원의 건강을 도운다. 눈으로 보이지 않는 이 미묘한 운동성은 정자와 난자가 만나 수정란이 되었을 때부터 시작되어 죽을 때까지 나타난다.

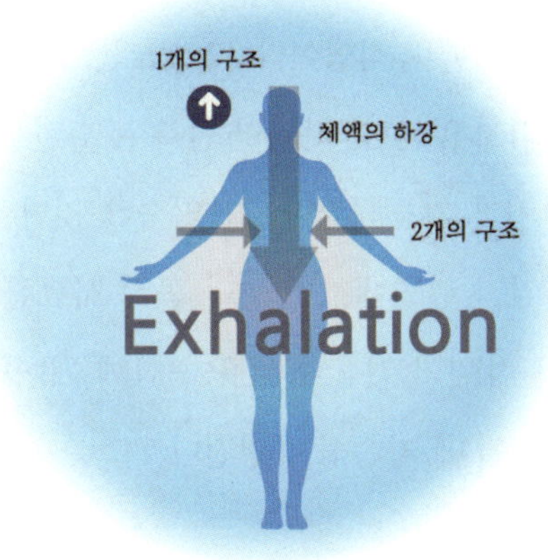

머리카락 1,000분의 1 크기의
움직임을 감지하는 손

심장과 폐가 만들어지기 전부터 일어나는 이 미묘한 운동성은 마치 생명을 불어넣는 호흡과 같다고 해서 **생명의 호흡(BOL)**이라 부른다. 몸 전체가 숨을 들이마시고 내뱉는 듯한 첫 번째 호흡은, 폐가 공기를 호흡하여 산소를 공급하는 차원과는 전혀 다른 생명 운동성이며, 심장이 박동하며 온몸으로 혈액을 공급하는 생명 운동성과도 다른 별개의 독립적 생명 활동이다. 이 점을 제대로 인식하지 못하면 몸에 접촉했을 때 맥박과 숨에 친근한 손이 그보다 더 깊은 층에서 울려 나오는 첫 번째 호흡 감지가 어려워진다. 익숙한 것은 잘 보이고 잘 들린다. 손도 마찬가지다. CST에서 감지하는 첫 번째 호흡 모션은 머리카락 1/1,000 크기로 움직이는 미묘한 움직임이다. 겉으로는 전혀 보이지 않으며 손으로도 쉽게 감지되지 않는다. 하지만 반복된 훈련을 지속적으로 수년 이상을 한다면 감지가 가능해진다. 늘 익숙한 것만 보던 손의 감각이 대뇌의 편협한 시각과 관념에서 벗어나 몸속 미묘한 움직임에 깨어난다. 더불어 새로운 차원의 건강과 치유가 함께 깨어난다. 이 깨어남은 수련과 명상이 동반될 때 지속성이 생긴다.

체액 속에 담긴
뇌와 신경

    생명의 형질이 가득 담긴 몸 안의 물은 우리 몸속 모든 장기와 골격 구조물을 안전하게 보호해 주는 보호 장치가 된다. 특히 전자기-화학적 방식으로 소통하는 뇌와 신경계는 몸속의 물, 체액 안에서 안전하게 즉각적으로 전기화학 신호를 보내며 소통한다. 눈에 보이지 않지만 우리 몸속은 매번 불꽃놀이를 하듯 번쩍이고 있을 것이다.

    물에서 전기는 빠르게, 안전하게 전달되고

물에서 화학 물질은 부드럽게 잘 퍼져 나간다.

그러니 몸속 물, 체액이 건강해야 뇌와 신경도 건강하다.

매 순간 번쩍이며 몸속에서 끊임없는 정보와 신호를 주고받는 뇌와 신경은 어떻게 쉴까? 약물 없이, 외부의 특정 자극 혹은 간섭 없이 뇌와 신경이 자연스럽게 쉬는 방법, 그것에 대한 해답이 CST에 있다. CST는 100년 이상 짧은 역사 속에서 진화하며 다양한 패러다임으로 변화해왔다. 비디칸은 CST 진화의 최정점에 있는 뉴트랄 방식으로 함께 진화하고 있다. CST 변천사라고나 할까. 생명체처럼 스스로 진화하고 있는 CST의 진화 방향은 결국 단순함이다. 1개의 수정란처럼 단순한 상태로 돌아가는 것. 몸과 마음이 아픈 것은 복잡성에 압도될 때다. 단순해질 때 우리는 하나의 전체성을 회복하며 치유에 이른다.

CST 4개의 패러다임

1995년 당시 내가 처음 참가한 CST 전문가 트레이닝은 닥터 업레져 방식의 **CST 매카닉**이었다. 매카닉 방식만 배웠다면 그 수준에만 머물렀겠다. 다행히 내가 소속된 스위스 ICSB 협회는 CST 매카닉 방식의 한계와 부작용 그리고 SERSomato Emotional Release 스킬이 트라우마 치유에 도움이 되지 않고 오히려 트라우마를 자극한다는 세계 각국의 전문가들이 보낸 보고서 덕분에 매카닉 방식에서 급선회를 하였다. 나 또한 매카닉 방식으로 CST 세션을 했을 때 트라우마로 인해 극도로 예민한 신경계에 접촉이 어려웠고 치유에 이르는 스킬을 찾을 수 없었다. 매카닉 방식의 한계에 5년 만에 도달한 것이다. 또한 매카닉 방식에서는 배우지 않았던 체액의 운동성을 감지하기 시작하면서 매카닉 방식을 과감히 버리고 ICSB 협회가 급선회한 방향으로 함께 나아갔다.

1999년 칸 선생과 함께 다시 시작한 CST 전문가 트레이닝이 2002년까지 이어졌고 닥터 셔덜랜드가 보여 주는 또 다른 차원의 CST 필드로 다시 나아갔다.

4 Paradigm shift of CranioSacral Therapy @비디칸

- CST 매카닉 방식 by Dr.업레져
- CST 펑셔날 방식 by Dr.셔덜랜드
- CST 바이오다이나믹 by Dr.셔덜랜드
- CST 뉴트랄 by 비디칸

펑셔날 방식이라 지금은 부르지만 당시에는 브릿지 과정이라 부르며 매카닉과 바이오다이나믹 방식 그 중간 지점의 CST를 습득하였다. CST의 오리지널 파운더라 할 수 있는 닥터 셔덜랜드의 CST는 명상을 기반하고 있는 ICSB 그리고 우리와도 잘 맞았다. 두개정골 의사였던 닥터 셔덜랜드도 그의 성장에 따라 치유 방식이 진화해 갔다. 펑셔날 방식에서 바이오다이나믹 방식으로 더 자연스럽게, 더 깊은 차원의 CST 세계가 열렸다. 덕분에 비디칸은 그 자연스러운 흐름을 ICSB와 함께 따라갔으며 그것은 CST 진화 변천사를 함께 밟아 가는 위대한 느낌이었다.

2008년 **바이오다이나믹 방식**을 온전히 습득하였고 2014년에 BCST 국제 전문가 디플로마를 획득하게 되었다. 디플로마는 필기 시험과 논문이 필수다. 바이오다이나믹 방식 CST 교육 과정이 끝나고 필기시험은 바로 통과했으나 논문 제출까지 몇 년이 걸렸다. 과정은 수료했으나 경험이 필요했다. 몇 년이라는 시간을 통해 바이오다이나믹 방식 CST 스킬을 무한 반복하며 경험을 쌓고 나니 결국 그 끝에 뉴트랄이 있었다. 논문은 뉴트랄로 정했다. 뉴트랄에 관한 논문을 써서 제출하고 나서야 마침내 BCST 국제 전문가 디플로마를 받을 수 있었다.

칸 선생과 함께 동반으로, 부부 힐러는 이럴 때 좋다. 기쁨도 두 배였다.

그렇게 뉴트랄은 바이오다이나믹 방식에서 가장 강렬하게 나에게 다가왔고 결국 비디칸의 CST 방식으로 완성되었다.

CST 뉴트랄 by 비디칸

CST **뉴트랄 방식**. 단순하다. 편안하다.

뉴트랄은 만능열쇠 같다. 만능열쇠처럼 치유의 문도 열고, 내 마음의 문도 열고, 인생의 문도 열어 준다. 무엇이든 통과할 수 있는 보이지 않는 문. 그 문을 손으로 본다.

NCST란 무엇인가?

뉴트랄 방식의 CST, NCST이다. 바이오다이나믹 방식의 CST가 기반이다. CST는 하면 할수록 특별한 스킬이 아닌 듯 여겨진다. 손을 몸에 가만히 대고 있으면 어느 순간 몸이 경계를 풀고 열어 준다. 그럼 어떻게 치유를 할지 몸 스스로 아는 듯 치유를 해 나가는 것을 본다. 경계가 풀어지고 더 깊은 몸속으로 손을 허락하게 하는 스킬, 바로 뉴트랄이다.

뉴트랄 상태에서 몸은 스스로 치유한다.

자연치유의 목적은 몸이 스스로 치유하는 것이다. 자연스러운 치유는 안전해야 가능하다. 우리 몸은 뉴트랄 상태가 되면 스스로 치유를 한다. 몸이 스스로 치유할 수 있다면 특별한 스킬은 필요 없다. 스킬이 사라질 때 안전하다. 기계적인 간섭이나 인위적 조작은 위급 시 필요할 수 있다. 만성적이고 지속적인 불편함과 증상은 몸 스스로 치유하려 하지 않으면 결코 치유에 이를 수 없다. 몸이 스스로 치유하게 하는 법. 뉴트랄이다. 뉴트랄 상태가 되는 것은 시간이 필요하다. 우리 몸과 마음이 아픈 것은 바쁘기 때문이다.

몸이 안 바쁘면 마음이 바쁘고 마음이 안 바쁘면 몸이 바쁘다. 뭔가가 정상적인 속도보다 너무 빠르면 궤도에서 벗어난다. 너무 빠르거나 너무 느리면 병이 든다.

뉴트랄은 너무 빠르지도 너무 느리지도 않게, 너무 높지도 너무 낮지도 않은 그 중간 어딘가에 있는 것이다. 딱 꼬집어 어디라도 지정하지 않아도 된다. 어정쩡해도 중간 정도에만 있다면 우리 몸과 마음은 적당히 굴러간다. 굴러가야 생명력이 만들어진다. 회전이 생기지 않는 생명은 움직일 수 없다. 그렇다고 너무 빠르게 회전하면 이탈한다.

뉴트랄은 한 번 궤도에서 이탈한 후 자신의 정상 궤도로 돌아오지 못해 겪는 복잡하고 다양한 증상과 불편함을 통합적으로 감싸는 스킬이다. 치유는 증상을 없애는 것이 아니다. 증상을 감싸서 가만히 있으면 증상이 만들어 내는 불협화음 같은 흔들림이 진정되고 안정된다. 고요해진다. 흔들림이 사라져 고요해지면 다시 우리 몸은 하나로 통합될 수 있다. 하나로 통합된 상태, 바로 치유 그 자체이며 뉴트랄 상태다. 뉴트랄은 부자연스러웠던 증상과 불편함이 만드는 소란스러움과 무거운 침묵에 숨 쉴 만한 공간을 만들어 준다.

공간이 만들어지면 그 안에서 생명의 호흡이 시작된다. 치유가 다시 태어나기 시작한다. 뉴트랄은 제로 상태에서 다시 시작되는 치유이며 생명이다.

뇌 중심의 기존 CST에서
신경 중심의 CST로 더욱 확장되었다.

뇌는 중심이다. 언제나 거기에 있다. 반면 신경은 중심에서 몸 전체로 뻗어나가 몸속 전체를 가득 채우고, 몸 밖으로 전자기장의 형태로 퍼져 나가 환경까지 긴밀하게 파악하며 건강을 도모한다.

몸 안의 신경과 몸 밖의 신경이 모두 편안하고 안전할 때 뉴트랄. NCST는 몸 안과 몸 밖을 가득 채우고 있는 신경이라는 거대한 물결이, 새근거리며 잠든 아이처럼 잘 쉬고 잘 충전해서 우리 몸 안팎을 건강하게 유지할 수 있도록 안내한다.

건강한 치유력은 건강한 힐러로부터 나온다.
힐러와 치유력 모두를 건강하게 만드는 뉴트랄.
뉴트랄 속에 힐러의 치유력은 생생하게 살아난다.

　　32년 차 두개천골요법 접형골 마스터

고요함으로
뇌와 신경을 치유하는
뉴트랄 스킬

시끄러운 뇌는 불편하고 힘들다. 정리되지 않은 복잡한 신경은 날카롭고 예민해진다. 이럴 때 우리는 어디 구석이라도 찾아 숨고 싶어진다. 조용하고 한적한 곳에서 머리를 식히고 날카롭게 선 신경을 누그러뜨리고 싶다. 이런 욕구를 느낄 때마다 매번 어딘가로 떠날 수는 없다. 이젠 그곳을 찾아 멀리 떠나지 않아도 된다. 뉴트랄이 뇌와 신경에게 [조용하고 한적한 곳]이 되어 줄 수 있다. 뇌와 신경이 편안하게 쉴 수 있도록 환경을 만드는 스킬. 그것이 바로 뉴트랄이다. NCST에서 사용하는 뉴트랄 스킬은 현재 8개다. 32년간의 CST 치유 경험이 쌓이면서 뉴트랄을 정교하게 섬세화하였다. 뉴트랄에 관한 보다 상세한 내용은 2024년 출판된 『뉴트랄: 30년차 CST 마스터 비디칸의 치유연금술』을 참고하시기 바란다. 8개의 뉴트랄 스킬은 CST 전문가 과정과 마스터 과정을 통해 차례대로, 순서대로 돌탑을 쌓아 가듯 차분하게 하나씩 쌓아 치유를 세운다. 차분하게 세워지는 치유만큼 고요함은 깊어진다. 깊은 고요함 속에 뇌와 신경은 한적하게 쉬면서 치유된다.

CST NEUTRAL **8**

1. 나의 뉴트랄
2. 너의 뉴트랄
3. 우리의 뉴트랄(관계의 뉴트랄)
4. 필드의 뉴트랄
5. 접촉의 뉴트랄
6. 전문가의 뉴트랄
7. 플루이드/플루이딕티슈바디 뉴트랄
8. 패턴의 뉴트랄

4겹의 다차원적 몸&마음:
이너바디 시스템

　우리 몸은 이제 더 이상 눈에 보이는 껍질, 육체로만 이루어져 있지 않다. 우리 몸은 겉옷 속에 겹겹이 옷을 입은 듯 처음 만들어진 몸 위로 다차원적 결의 몸을 발생학적 순서대로 입고 있다. 처음 우리의 몸은 100% 체액 상태인 수정란(액체의 몸)이었고 그리고 발생을 거듭하면서 액체의 몸이 반액체의 몸으로, 반액체의 몸이 반물질의 몸으로. 그리고 마침내 지금 우리 눈이 인식하는 물질의 몸이 된다. 100% 체액으로 만들어진 수정란의 본질은 그대로 두고 겹겹이 반액체, 반물질, 물질의 몸이 함께 공존하는 다차원적 몸 시스템. 눈으로는 보이지 않고 손과 몸의 감각 레이다에는 잡히는 몸 안의 몸. 몸이 보이지 않는 여러 겹의 몸 옷을 껴입고 있다. 겉옷처럼 겉에서만 보이는 겉몸 그리고 겉옷 안에 입고 있는 속옷처럼 3개의 결로 덧입혀 있는 속몸, 이너바디 Inner body.

　영어도 아는 단어만 들리듯 우리 눈도 아는 몸만 보인다.

　눈은 보지 못해도 손은 볼 수 있도록 인식의 창을 활짝 열어야 할 때다. 보이지 않는다고 없는 것이 아니다.

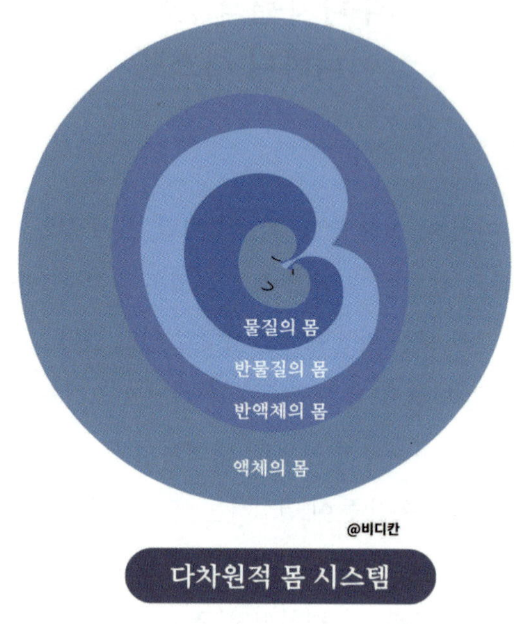

우리의 눈은 겉으로 보이는 물질의 몸만 볼 수 있다.

손은 물질의 몸 표면인 피부를 통해 이너바디에 닿는다.

체액을 함유한 이너바디는 치유의 강물이요, 치유의 바다이다.

치유가 제한되고 한정된 물질의 몸 너머, 모든 치유의 가능성이

존재하는 이너바디가 있다.

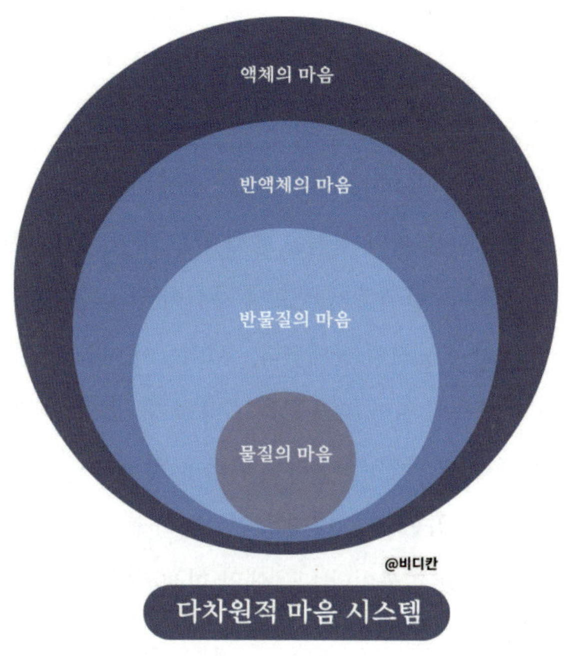

마음의 크기는 물처럼 형태를 가지지 않을 때 더욱 커진다.

물질의 몸에 담긴 한계를 가진 제한된 마음은

감정에 치우쳐 흔들리고 혼란스럽지만

물을 함유한 몸에 담긴 마음들은 물처럼 흐르고 유연하다.

CST는 몸을 통해 몸에 담긴 마음까지 치유하는 통합적 스킬.

4개의 몸
4개의 마음

각 몸마다 담기는 마음의 크기와 마음의 성질은 다르다. 우리는 마음이 여러 결로 존재함을 이미 경험을 통해 알고 있다. 몸은 하나인데 마음은 이 마음 저 마음 한결같지 않으니 자신이 참 이상하다 싶었을 테다. 하지만 지극히 정상적인 상태였다. 우리는 이 마음 저 마음 충분히 품을 수 있으며 마음의 결이 여러 갈래로 나뉠 수 있는 존재임을 CST는 본다. 각기 다른 몸에 담긴 각기 다른 마음을 탐구하고 알아가는 과정이 인생이며, 복잡다양한 결을 하나로 연결해서 통합해 가는 것을 치유라 부른다. 치유는 단지 몸이나 마음에만 한정되어 있지 않고 인생 전체로도 확장된다.

4개의 몸에 담긴 4개의 마음. 나를 담고 있는 더 큰 내가 속속들이 내 안에 있다. 보이지도 느껴지지도 않았던 더 큰 내가 항상 내 안에 있었음을 이젠 알아차려야 할 때다. CST는 물질의 한계를 부드럽게 녹여 물결처럼, 바람결처럼 내 안의 더 큰 근원의 나와 연결한다. 나의 근원은 평온 그 자체이며 평온이 만드는 고요함에서 최초의 치유력이 발산된다.

뇌에서 심장과 얼굴이 태어난다

이 연결이 가능한 이유는 결국 나라는 인간은 수정란이라는 뇌수가 가득 찬 1개의 세포에서 탄생하였기 때문이다. 1개의 세포가 지금의 100조가 되었다. 1개가 100조로 나뉘어졌을 뿐, 함께하면 다시 1개의 거대한 세포가 된다. **뇌수라는 생명의 물에서 뇌가 만들어졌고 뇌에서 다시 심장이 만들어지고 뇌에서 얼굴이 만들어진다. 뇌에서 심장과 얼굴이 태어난다.**

수정란이라는 단세포의 하나됨oneness 정수가 뇌와 심장 그리고 얼굴에 담겨 3위 일체, 뇌신경체가 된다. CST 치유 효율성은 뇌-얼굴-심장이 연결된 뇌신경 통합체가 수정란처럼 하나의 거대한 단세포처럼 기능함에서 온다. 셋 중 하나만 치유되어도 신경화학적 연결성에 의해 다른 2개의 시스템에 치유와 회복이 전달되고 연결된다. 뇌를 통해 심장과 얼굴을 치유하고, 심장을 통해 뇌와 얼굴을 치유하며, 얼굴을 통해 뇌와 심장을 치유한다. 부분을 통해 전체를 치유하고, 전체를 통해 부분을 하나로 통합한다.

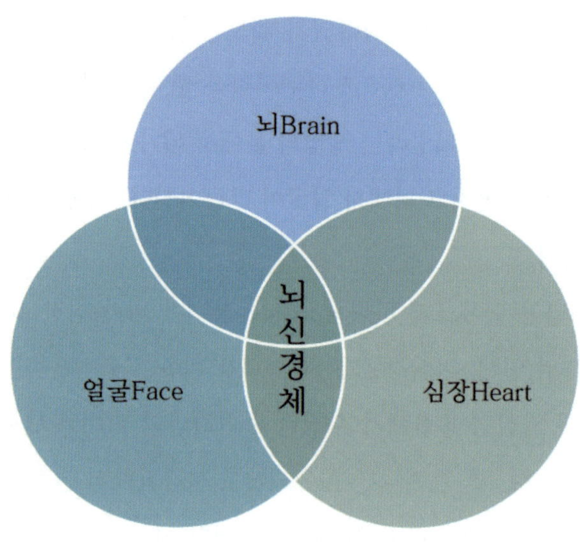

뇌-얼굴-심장 통합체

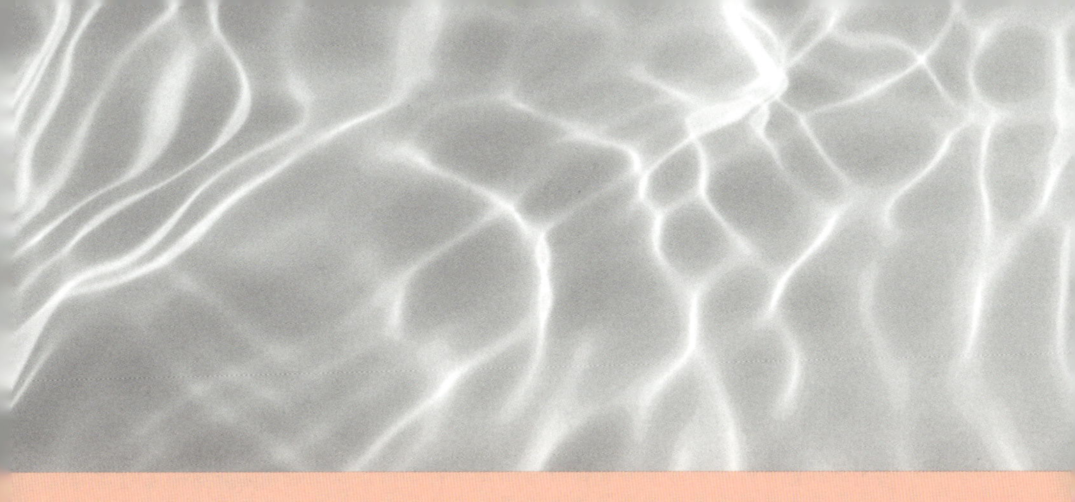

2부

얼굴, 보이는 뇌

보이는 뇌
얼굴

우리에게 과연 얼굴은 무엇일까?

얼굴은 나.

나 자신이다.

보이는 나.

밖으로 드러나는 나.

우리는 얼굴을 통해 나를 표현할 수 있고

내가 살아가기 위한 에너지원인 음식을 먹을 수 있으며

필요하면 성대를 이용해 소리를 만들어

다른 이들과 소통을 할 수 있다.

그런 **얼굴은 생존과 직결**된다.

생존에 대한 불안은 얼굴로 연결되며

얼굴은 생존의 불안을 여과 없이 표현한다.

생존에 대한 불안은

있는 그대로의 얼굴을 드러내기 힘들게 만들며

나 자신의 모습을 보기 싫게 만들며

내가 아닌 다른 자아를 통해 가면을 쓴 듯

행동하게 만들기도 한다.

혹은 얼굴을 숙이거나

얼굴을 보여 주지 않거나

나 자신을 드러내지 않는 방법으로

타인과의 연결을 차단하며

자신의 생존을 무의식적으로 영위하기도 한다.

인간은 사회적 동물이다.

집단생활을 하면서 생존 확률을 높이는 존재다.

그렇기에 사회라는 집단 속에서 잘 살아가는 것을 통해

우리는 무의식적으로 생존율을 높이려 한다.

하지만 살아오는 동안 일어난 다양한 경험과 이벤트를 통해

민감성이 높아지고 함께 어우러지는 사회성이 부족해지면

생존 확률에 대한 불안으로 인해

얼굴에 가해지는 스트레스와 트라우마-쇼크는

더욱 늘어가게 된다.

얼굴이 불편해지면 뇌도 불편해지기 시작한다.

생존에 대한 불안이 뇌도 불안하게 만든다.

이쁜 얼굴만 살아남는 세상

성형 공화국, 대한민국

이게 우리나라 대한민국의 현주소라고 한다. 손기술 좋은 것은 예나 지금이나 우리나라 대한민국이네. 그래서 CST 필드도 한국인의 손에서 이렇게 섬세하고 정교하게 성장하고 발달한 것이 아닌가. 어딜 가나 이쁜 사람은 눈에 띈다. 관심이 간다. 눈길을 끈다. 호감을 부르고 사랑을 부른다. 미운 얼굴. 미운털이 쉽게 박힌다. 비호감이 된다. 하지만 그마저 자신의 장점으로 승화하는 능력자들. 개성 강한 사람들도 여기 존재한다.

얼굴은 DNA의 힘이다.

몸은 형태를 디자인할 때 큰 자극만 없으면 DNA에서 제시하는 디자인 중에 선택하는 거 같다. 가족 중엔 볼 수 없었던 기적의 미녀, 미남이 태어날 수는 있다. 그렇게 기적적으로 그 집안 가계도에서는 찾아볼 수 없는 미남, 미녀가 자라면서 환경이 고생스럽고 제대로 풀리지 않으면 기적도 한계가 있는지 어느 순간부터는 고생이 밴 한 많은 얼굴이 될 수 있다.

이쁜 얼굴이 생존율을 높인다는 본능. 누구나 이뻐하는 얼굴이 되어야 대접받을 수 있다는 강박이 성형중독과 지금의 성형 공화국 대한민국을 만들었는데. CST 접형골 마스터 눈에 그것은, 생존율을 높이기 위한 모든 개인의 [생존 각개전투]처럼 보인다.

무의식적으로 살아남기 위한 최선의 몸부림이랄까.
아름다움의 극대화를 통해 생존의 극대화를 이루는 전략이랄까.

이쁘다고 다 생존율이 높아지는 것은 아니다. 모든 것을 내려놓은 듯 평화로운 얼굴. 그 얼굴을 마주하는 내 신경은 얼굴 속을 채우고 있는 평화를 감지한다. 얼굴의 생김새 따위는 눈에 들어오지 않는다. 우리는 시각적인 얼굴, 외형의 아름다움만 감지하는 것이 아니라 얼굴에 담긴 서사까지 감지할 수 있는 능력을 가졌다. 슬픔을 감추기 위해 아무리 짙은 화장을 해도 감추어지지 않는 슬픈 안색을 느낀다. 인형처럼 화려한 미소와 활기찬 반가움의 목소리에도 겉만 친절할 뿐 속은 텅 비어 있다는 걸 우리 신경은 눈치챈다. 얼굴은 심경이 담긴다. 심경은 신경이 만든다. 신경은 다시 뇌로 연결된다.

결국 얼굴은 표현하는 뇌,
드러나는 뇌가 된다.

얼굴이 지는
인생 책임론

40대 얼굴은 자신이 책임져야 한다고 했다.

근데 요즘 40대, 너무 젊어서 얼굴 책임론은 50대로 넘어온 것 같다. 얼굴 책임론은 다소 고루해 보이긴 해도 현실이다. 누구나 공감하면서 고개를 끄덕일 수 있다. 굳이 자신이 어떻게 살았는지 말하지 않아도 얼굴은 많은 것을 이야기해 준다. 사람들은 그냥 느끼더라. '얼굴 좋아졌다~' 이 한마디에 담긴 내 삶에 대한 평가. 그래 나 잘 살고 있구나 스스로 느끼게 된다.

지금 나는 어떤 얼굴을 가지고 있나?

거울에 비친 내 얼굴을 마주 보고 환히 웃을 수 있다면 여러분은 꽤나 성공한 삶을 산 거다. 자신의 얼굴을 보며 만족하는 삶은 생존을 확실하게 확보했다는 시그널. 보이지 않는 생존 경쟁에서 누구와도 싸우지 않고 스스로 이겨 냈다는 의미랄까. 있는 그대로 나를 받아들인다는 것. 이것은 호모 사피엔스라고 인간을 칭한 이래, 생존 확률을 스스로 끌어올릴 수 있는 최적의 방법으로 보인다.

인생의 절반을 나를 찾기 위해 방황하고, 딴 길에서 헤매는 것이 아니라 지금 여기, 마주 보고 있는 내가 괜찮다는 것. 나를 인정하고 나를 있는 그대로 받아들임으로써 평안 평온 평정. 더 이상 무엇이 필요할까.

평안한 얼굴

평온한 얼굴

평정의 얼굴

이런 얼굴을 마주하는 여러분은 무엇을 느끼게 될까?

왠지 함께 있는 것만으로도 편안해지고 신경이 누그러지며 숨이 잘 쉬어지는 느낌? 주변에 이런 이가 있는지 한번 살펴보는 것도 좋은 기회. 놓치지 말자. 비디칸에서 구현하는 모든 치유는 여러분 자신의 편안함이 함께하는 타인, 가족에게 그대로 연결되는 신경화학적 연결 치유이다. 나의 평온이 너에게로, 나의 평온이 내 가족에게로, 나의 평온이 온 인류에게로. 나로부터 일어나는 평안 평온 평정이 나와 연결된 모든 사람들에게 고스란히 연결되어 전해진다면 이만큼 훌륭한 인류애적 치유가 있을까. 이 거대한 인류애도 결국, 거울 속에 비친 나 자신을 만족스럽게 바라보며 싱긋 미소 짓는 소소한 것으로부터 시작되는 게 아닐까.

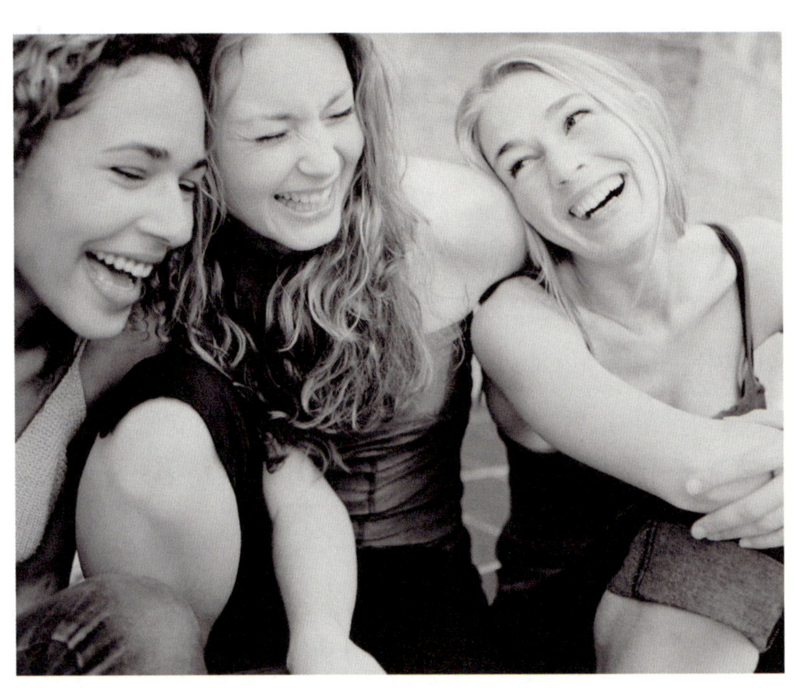

내 얼굴은 무엇으로 이루어져 있을까

거울을 보며 입술을 오므렸다 다시 확 열면서 '아~'라고 해 본다. 아 에이오우 얼굴 체조를 하고 있다. 나이가 들수록 안 쓰는 근육을 써야 할 필요가 있다는데 얼굴은 근육 운동할 엄두도 내지 못했던 곳이다. 해 보니 턱도 편해지고 시원한 느낌이 난다. 거울에 비친 내 얼굴을 보면서 손바닥으로 톡톡 두드려 준다. 이 얼굴, 무엇으로 이루어져 있을까? 피부 바로 아래 얼굴형이 되어 주는 그들이 문득 궁금해진다.

얼굴뼈 VS 머리뼈
어떻게 다른데?

얼굴뼈는 안면골이라 부른다.

얼굴뼈라고 해도 괜찮다. 머리를 구성하고 있는 뼈와는 완전히 다르다. 하여 지금부터 우리는 얼굴뼈안면골visceracranium와 머리뼈두개골 neurocranio를 구분할 줄 알아야겠다. 이 구분에서 접형골의 중요성이 부각되기에 확실하게 구분해 보려 한다.

접형골은 마치 엄마처럼 아이 둘을 앞뒤로 안고 업은 형태다. 앞으로는 얼굴을 안고, 뒤로는 머리를 등에 지고 있으면서 뇌를 담고 있다. 경계면이 매우 모호하지만 일단 접형골은 머리뼈에 속한다. 머리뼈에 속하지만 얼굴뼈 구성원들과 밀착되어 있다 보니 당연 얼굴뼈에 영향을 미친다.

접형골은 머리이면서도 얼굴인 듯 경계의 모호함을 가진다. 그 모호함이 접형골이 가진 힘이다. 동시에 머리와 얼굴을 지배하는 여왕 같다. 경계의 모호함에서 힘을 가질 수 있는 이유는 접형골이 가진 중심 능력 때문으로 보인다. 그럼 여기서 여러분의 얼굴을 구성하고 있는 얼굴뼈, 안면골에 대해서 알아보자. 이어 머리를 구성하는 머리뼈 두개골까지 안내한다.

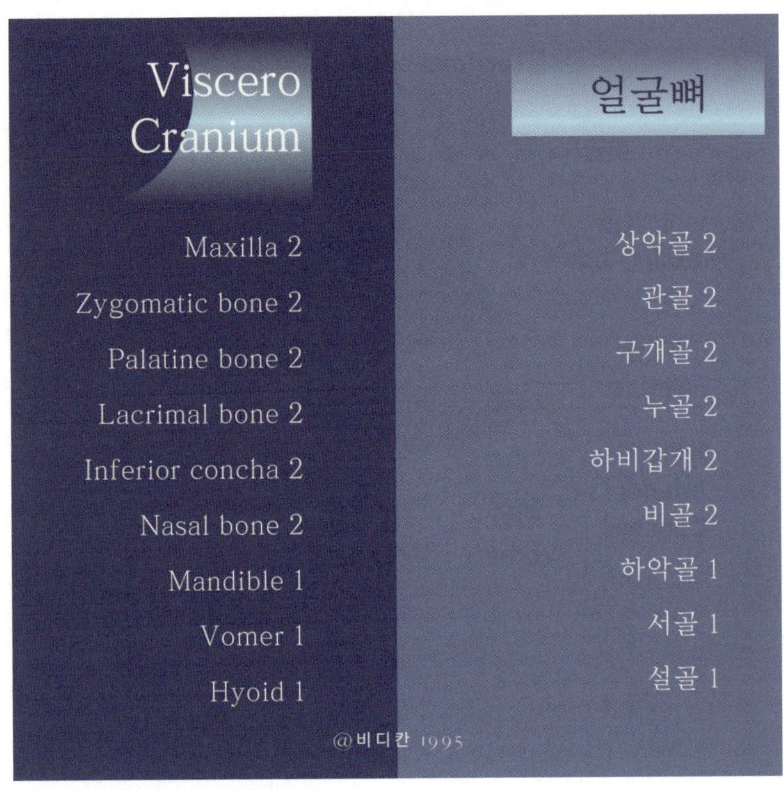

얼굴은 상악골 2개/관골 2개/구개골 2개/누골 2개

하비갑개 2개/비골 2개/하악골 1개/서골 1개 총 14개와

그리고 설골 1개를 포함한다.

설골은 기준 해부학에서는 안면골에 속해 있지 않으나

CST 필드에서는 안면골에 포함시켰다. 그럼 두개골 모형을 보면서

위치와 형태를 살펴보자.

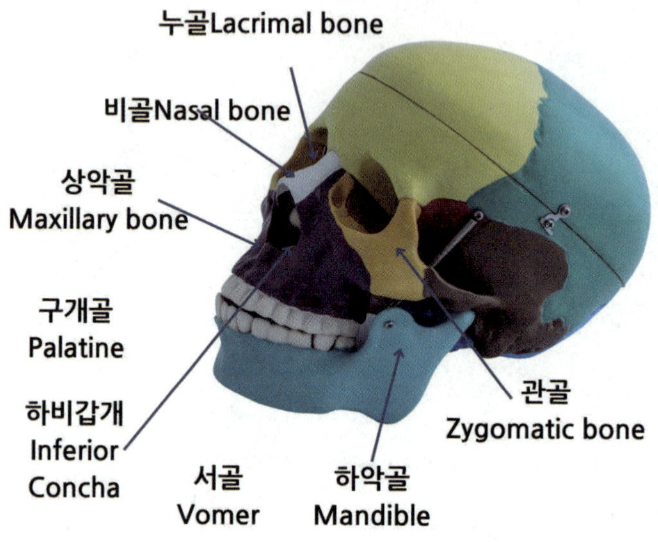

두개골 모형에서 보는 것처럼 겉으로는 보이지 않는 안면골 구조가 있다. 구개골/서골/하비갑개가 그들이다. 분명 내 얼굴에 있는 존재들인데 그 역할이 무엇인지 알지를 못한다. 특히 구개골은 모형을 뒤집어서 보아야 겨우 보인다. 눈으로 보는 것과 내 몸처럼 느끼는 것은 별개의 감각인 것 같다. 난 접형골&안면골 마스터이기에 훈련 차원에서 내 안면골을 매일 접촉한다. 덕분에 많이 친해졌다. 손이 닿을 때만. 그 외엔 전혀 느끼지 못한다. 느끼지 않아도 된다.

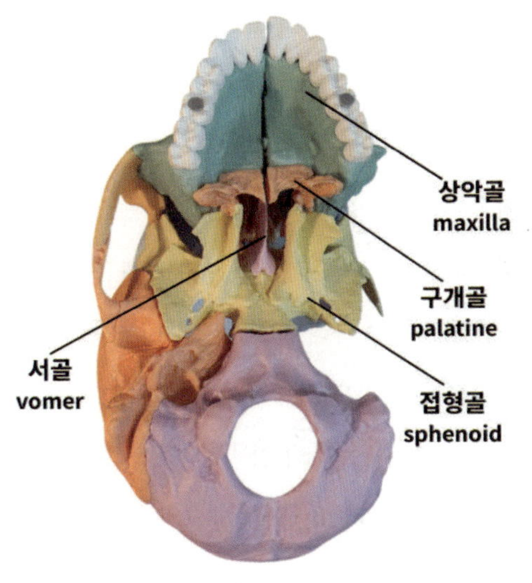

비디칸 CST 학교

자, 모형을 뒤집어 보자! 여러분은 지금 한 번도 본 적이 없는 혹은 있는지도 몰랐던 구개골 그리고 서골을 보고 있다. '저게 뭐지?' 할 수도 있겠다. 보기 위해 뒤집기는 했는데 딱히 뭐가 보이지 않는다. 보고 있는데 보이지 않는 느낌. 아, 이 느낌. 익숙하다. CST를 시작하면서 늘 느껴 왔던 바로 그 느낌. 손으로는 느끼는데 눈으로는 보이지 않으니 보고 있지만 보이지 않는 그런 모순적 느낌이랄까. CST 안면골 마스터는 겉으로도 보이지 않고 뒤집어도 뭐가 뭔지 모를 이 작은 구조들을 손으로 감지한다. 얼굴 속이 편하지 않으면 뇌도 불편해진다. 얼굴 속까지 편안하게 구석구석 풀어 주는 CST 마스터 스킬.

머리뼈는 두개골이라 부른다.

'아이고 두야…' 하면서 머리를 긁적인다.

여러분 손이 긁고 있는 그곳이 바로 두개골. 두개골은 8개로 구성되어 있다. 두개골은 우리 손이 쉽게 닿는 두개관과 손이 잘 닿지 않는 두개저로 구성된다. CST 전문가라면 기본적으로 두개골을 잘 알고 있어야 한다. 두개골 접촉은 안면골에 비해 쉬운 편이다. 쉬운 편이어도 CST 전문가는 긴 기간 훈련을 통해 압박감 없이 두개골의 피부처럼 손을 접촉해야 한다. 안면골보다 두개골 구성원들은 크기가 커서 접촉도 쉽다. 큼직큼직한 것이 접촉 면적도 넓어 찾기도 쉽다. 8개의 뼈로 구성된 두개골 중에서도 손에 닿지도 눈에 보이지 않는 미지의 존재가 있다. 바로 사골이다. 접형골만 해도 관자놀이를 통해 손이 닿는데 사골은 전혀 닿지 않는 곳에 위치해 있다. 하지만 두개골 모형으로는 측면에서 바로 보인다. 두개골 중 가장 작은 크기인데 그마저 감추어져 있다. 보물인가?

Neuro
Cranio

1 Sphenoid

1 Frontal bone

2 Parietal bone

2 Temporal bone

1 Occiput

1 Ethmoid

머리뼈

1 접형골

1 전두골

2 두정골

2 측두골

1 후두골

1 사골

@비디칸 1995

머리뼈는 접형골 1개/전두골 1개/두정골 2개/측두골 2개
후두골 1개/사골 1개 총 8개의 뼈로 이루어져 있다.
두개골 모형 이미지를 통해 위치와 형태를 보시기 바란다.

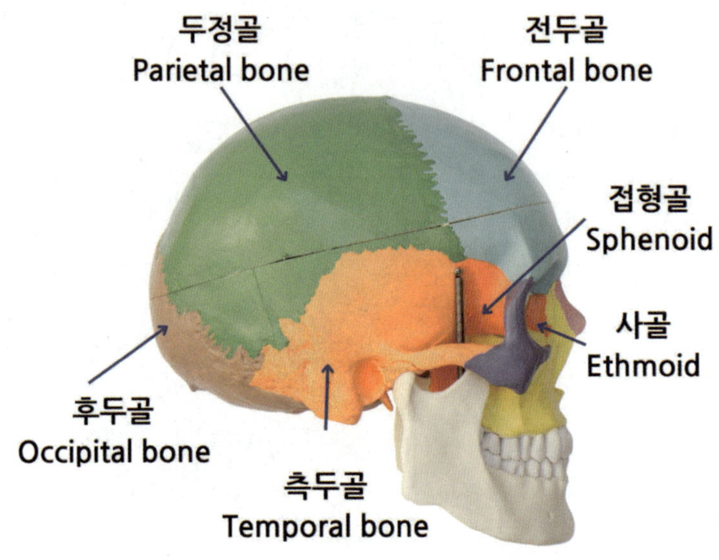

　　모형에서 보는 것처럼 접형골은 관자놀이 부분만 양쪽 외측에서 보인다. 그것만 손 접촉이 가능하다. 측면에서는 사골도 볼 수 있다. 하지만 직접적인 접촉은 어렵다. 이 외 뼈들은 상당히 크고 넓어서 보기만 해도 시원하다. 우리의 자랑스러운 이마, 전두골과 든든한 뒤통수인 후두골. 뭔가 듣기 싫으면 양 손바닥으로 귀를 막으면 된다. 딱 그 정도의 위치와 크기가 측두골이다. 양 손바닥으로 귀를 막으면 좌·우 양쪽에 존재하는 측두골에 닿게 된다.

뇌는 느리고, 얼굴은 빠르다

CST를 하면서 법칙처럼 보이는 것이 있다.

뇌는 느리고

얼굴은 빠르다.

치유의 관점에서 느린 뇌보다 빠른 얼굴이 효율적이다.

뇌는 태생적으로 느린 듯하다. 느린 게 맞는 것 같다.

인류의 눈부신 물질문명 발전은 이제 곧 하늘에 택시라도 날아다닐 듯 급변하고 있지만 뇌가 그것에 대응하는 방식은 여전히 고대 생물처럼 느리다. 그래서일까. 뇌는 자신의 본성에 충실하기 위해 안면골이라는 가면을 쓰고 있다. 뇌의 대변인처럼 얼굴은 뇌 바로 앞에서 다양한 표정으로 뇌의 상태를 즉각적으로 우리에게 알려 준다. 알아차릴 때도 있고 자신조차 모를 때도 있다. 인간은 그런 면에서 참 신기하다. 자기가 어떤 표정을 짓고 있는지 잘 모른다. 인상 좀 펴라! 누군가 말해 주면 그제야 애를 써서 얼굴을 푼다. 인상을 구긴 얼굴은 인상을 구긴 뇌와 같다. 얼굴은 뇌의 대변인이다. 직접 뇌에 접촉하지 않아도 얼굴을 통해 뇌의 건강을 다룰 수 있다.

느린 뇌, 빠른 얼굴. 훌륭한 조합이자 연결이다.

뇌는 얼굴과 연결되고
얼굴은 심장과 연결된다.
심장이 다시 뇌로 연결되는
삼위일체의 건강 원형 통합계.

얼굴을 통해 뇌를 치유하고
뇌를 통해 심장을 치유하고
심장을 통해 얼굴을 치유하는
CST 뉴트랄 방식.

그 연결 고리에 접형골이 있다.
뇌와 얼굴 사이에 나비가 산다.

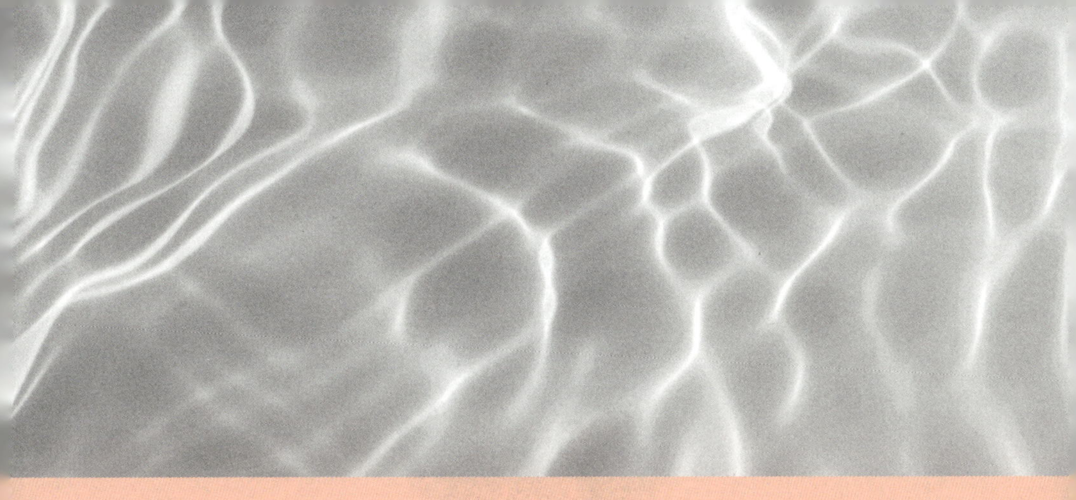

3부

뇌와 얼굴 사이에
접형골이 산다

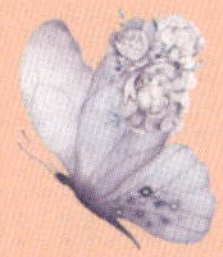

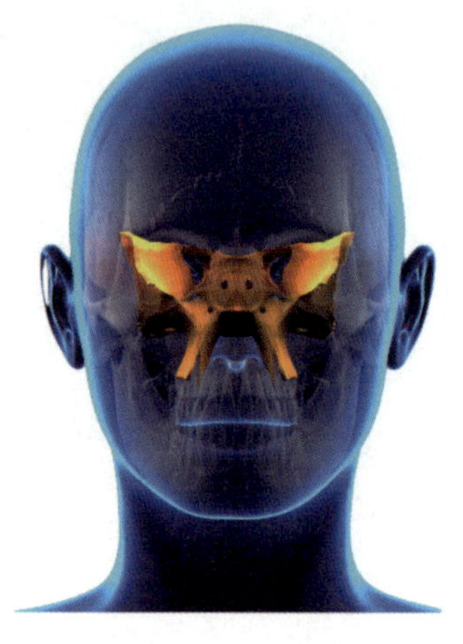

투명함 속에 훤히 보이는 나비.
나도 몰랐던 나비가
내 얼굴과 뇌 사이에 살고 있었다.
나비가 날갯짓할 때마다
얼굴과 뇌가 함께 들썩인다.

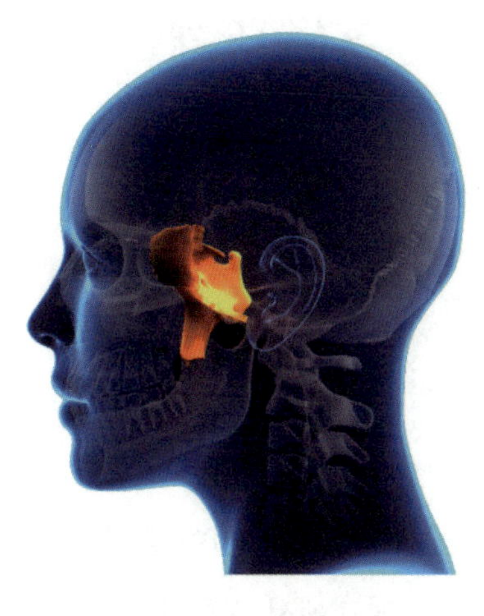

접형골은 앞으로는 얼굴뼈를 품고,

뒤로는 뇌와 두개골을

등에 업고 있는 형국이다.

보기만 해도 모성애가 철철 넘치는 접형골. 엄마처럼 품고 업고 감싼
다. 아이를 품는다는 것은 어떤 걸까. 그 따듯함이 아이에게 그대로 전
달되어 그것만으로도 아이가 편안해지고 새근새근 잠이 들며, 성장할
수 있는 생명력을 듬뿍 받을 것 같다. 접형골은 우리에게 잠과 성장, 생
명력을 주는 존재다.

선(先)접형골
후(後)두개골

내츄럴 펄크럼Natural Fulcrum

CST 필드에서는 접형골을 두개골의 중심축 즉, 펄크럼이라고 부른다. 발생학적 과정에서 접형골 기저면이 두개골에서 가장 먼저 만들어져 접형골(정확하게는 접형골 기저면)이 중심이 되어 두개골이 형성된다. 따라서 두개골 형성 과정에서 접형골은 원을 그리는 컴퍼스의 중심축이 된다. 중심축이 흔들리면 원이 제대로 그려지지 않는다. 접형골이 흔들리면 두개골의 형태가 제대로 창조되지 않는다.

고로 내츄럴 퍼크럼 접형골은 두개골이 만들어지는 과정과 안면골이 형성되는 모든 전반의 과정에서 초석처럼 단단하게 자기 자리를 잡아야 한다. 그래야 알맞은 형태의 얼굴과 알맞은 형태의 두개골이 만들어져 그 안에 뇌가 알맞게 담길 수 있게 된다.

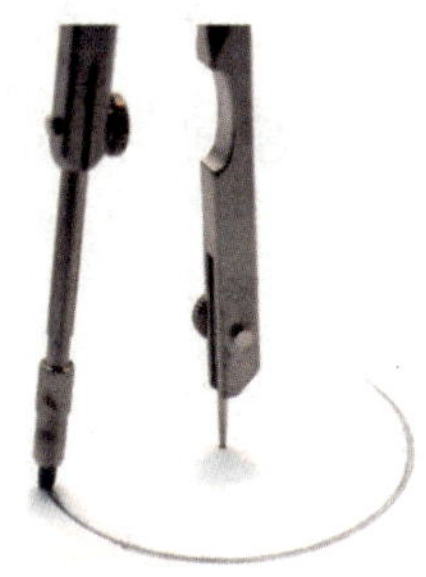

Natural Fulcrum

컴퍼스가 원을 잘 그리기 위해서는 중심축이 딱 제자리를 잡아야 하듯 접형골의 [자기 자리 선점 본능]은 충실히 수행된다. 원래 접형골 자리에 제대로 앉으면, 대대손손 내려온 DNA 프로그램이 주는 디자인대로 다른 구조들도 조형될 것이다. 그 과정이 임신 기간 중 미묘한 방해를 받는다면 잠재적인 두개골과 안면골 변이를 품게 될 수도 있겠다. 하지만 이 변이의 잠재성은 출생 시/출생 후 특별한 물리적 충격이나 압박과 같은 이벤트가 없다면, 드러날 기회를 갖지 못할 것이다. 자궁을 가득 채우고 있는 양수가 충분히 보호해 줄 테니.

뇌를 보호하는
접형골의 날개

접형골 등 뒤로는 한껏 주름을 잡은 뇌가 옹골차게 자리를 잡는다. 접형골이 나비 날개를 펼쳐 뇌를 보호하는 형국이다. 접형골이 나비 날개를 활짝 펼친 채 그 유연한 몸체 운동성을 시작하면, 마치 아기가 잠든 요람처럼 뇌를 부드럽게 그리고 매우 미묘하게 움직여 주어 뇌도 아기처럼 편안해진다. 뇌의 편안함은 접형골의 편안한 요람 운동성에 직결된다. 이 움직임은 매우 미묘하기에 오랜 기간 잘 훈련되어 숙련된 CST 마스터의 손에서 감지된다. 원래 접형골 감지 스킬은 마스터 스킬이 아니었다. 시대적 환경 변화에 따라 우리는 온통 전자기적 장치들에 둘러싸여 있고 복잡한 인간관계에 압도된 신경들이 칼날처럼 날카로워지고 고도로 민감해졌다.

시대적 환경으로 인해 신경의 민감성이 고도로 높아지니 접형골 접촉이 더 이상 전문가의 손을 타지 않더라. 마스터 수준으로 한껏 높여 버린 접형골 감지 스킬. 최고난도 수준으로 분류해도 될 만큼 접형골은 매우 민감한 대상이 되었다. 그 민감성을 내려 주는 작업이 바로 CST 접형골 마스터 스킬의 핵심이다. 접형골이 민감해지면 뇌도 민감해진다. 뇌를 편안하게 해 주던 요람이 삐거덕거리거나 요란해지면 뇌는 불안해진다.

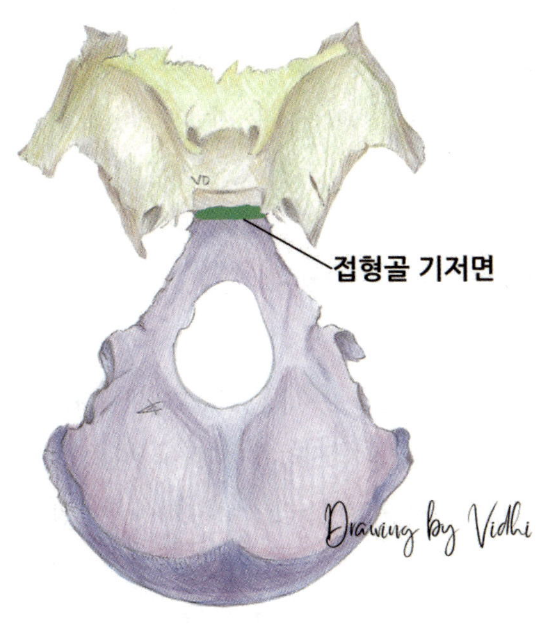

비밀스럽게 깊숙이 자리를 잡았다.

접형골 기저면.

손이 닿지도 눈으로도 볼 수 없는

신비로운 존재.

생명과 치유를 퍼 올리는

보이지 않는 힘.

불안한 뇌는 마치 고장 난 전자 제품처럼 버벅거리며 제 기능을 못하고 실수를 연발하게 된다. 그 실수의 결과는 결국 우리의 몸과 마음이 안게 된다. 원인이 무엇인지 찾지도 못하고 찾을 수도 없어 그저 불편한 몸-마음을 치유하기 위해 수많은 시간과 비용을 지불하게 된다.

뇌 앞에 살고 있는 나비, 접형골

나비의 부드러운 날갯짓은 뇌를 편안하게 만든다. 뇌를 등에 업고 있는 접형골이 힘을 잃고 이리저리 무너져 중심에서 벗어나면 뇌 또한 휘청이게 된다. CST 접형골 마스터 스킬은 접형골이 원래의 자리를 찾아갈 수 있도록 방향을 제시하고 안내하는 것이며, 접형골의 날갯짓을 편안하게 안정시켜 원래의 리듬을 찾도록 도운다. 자기 자리에서의 편안한 움직임. 그것이 안정이다. 안정이 되면 안전한 방향으로 스스로 조절해 나아간다. 그 안정과 안전이 뇌의 안정과 안전으로 이어지면 몸 전체가 마치 거대한 물결이 밀려 내려가고 밀려 올라가듯 안정과 안전으로 가득 채워질 것이다. 뇌건강의 중요성은 누구나 알겠지만 접형골의 중요성은 이제부터라도 알아야 한다. 뇌는 업혀 있는 존재이고 접형골은 업고 있는 존재. 그렇다면 누가 더 건강해야 할까?

트라우마 치유와 접형골 효과

눈 바로 뒤에 있었다. 근데 한 번도 그 존재를 느껴 보지도 못했다니… 어디 나뿐이겠는가. 누구도 자신의 눈 뒤에 나비가 사는 줄 상상하지 못했을 거다. 그 나비에 의해 얼굴 형태가 좌지우지되는 줄도 모르고 우리는 늘, 턱이 틀어져 얼굴이 비대칭이 되었다며 턱만 탓하지 않았나. 턱이 안면골 비대칭의 주된 요인으로 콕 찍힌 동안 눈 뒤에서 고요히, 존재감조차 드러내지 않았던 접형골은 안간힘을 쓰며 얼굴 중심이 더 틀어지지 않도록 부여잡았다.

비디칸에서 접형골&안면골 스킬이 비약적으로 발달하게 된 것은 어린 시절 육체적, 정신적으로 발생한 트라우마와 충격으로 인해 안면골 비대칭과 심각한 턱 변이를 비롯, 자신만이 아는 불안과 강박, 충동 기타 등등 심각하고 깊은 트라우마와 자율신경계 경직성 증상을 치유하고 회복하는 과정에서다. 기존의 현대 의학과 한의, 자연 요법의 혜택을 받지 못해 사각지대로 내몰린 많은 이들이 비디칸을 찾아오면서 강력하게 뿌리내린 트라우마 치유와 회복의 방향이 접형골로 향한 것이다.

머리 접촉은 어려운데 접형골 접촉은 이상하리만치 편안해하신다.

게다가 잠까지 두서없이 들면서 불면증으로 심각한 불편을 겪던 고객들에게는 그야말로 단비를 맞듯 그리 소중한 잠을 단번에 부른다. 접형골 접촉은 매우 민감해서 숙련된 CST 마스터들도 어려워하고 부담스러워하는데 나에게 접형골은… 엄마처럼 편하달까. 그 편안함은 오랜 기간 지속적이고 반복적인 훈련의 결과로 보인다. 덕분에 머리 접촉이 어려운 트라우마 시스템에 안전하게 접촉할 수 있는 귀하신 문이 되어 주었다. 아직도 이유는 잘 모르겠다. 머리는 안 되고 접형골은 되는지. 물론 개인차가 있고 이것이 공식으로 딱 정해진 것은 아니다. 살아 있는 생명체는 큰 범주에서는 공통된 지점이 있겠지만 세세한 범주에서는 어느 하나 같은 지점을 찾을 수 없을 정도로 다를 수 있다. 몸을 접촉하는 자연치유 요법에 공식이 어디 있나.

특히 트라우마 치유 시 공식은 오히려 치유를 방해한다.

몸이 보여 주는 대로 보아야 하고 설령 그것이 치유와는 결코 무관한 모습일지라도 있는 그대로, 보여 주는 대로 우리는 어떤 개입 없이 그저 바라보아야 한다. 결국 몸이 치유를 허락하는 순간이 온다. 그 순간이 올 때까지 몸이 보여 주는 만큼만 보고 몸이 치유하는 만큼만 치유하도록 기다리고 또 기다려 주어야 한다. 트라우마 치유는 CST 마스터의 지긋한 인내를 자양분으로 피어나는 꽃이다. 접형골은 그 꽃이 피어나는 따듯한 대지가 된다.

뇌로 들어가는 문, 얼굴

얼굴은 드러난 뇌다.

안 보이는 뇌보다

드러난 뇌, 얼굴 치유가

속도감 있다.

뇌신경 12개 대부분이 지배하는 얼굴은 뇌의 분신이다. 뇌가 직접 드러내 놓고 그 모습을 보일 수 없는 만큼 뇌는, 신경을 직접 뽑아다가 얼굴에 심어 놓고 자신을 대신하게 한다.

고로 **얼굴=뇌**

뇌의 심정이 얼굴에 그대로 드러난다.

안색을 살펴 그대의 건강과 심정을 이해하는 우리는, 얼굴을 통해 타인을 살펴 우리의 행동거지와 마음가짐을 조정한다. 비디칸은 강력한 트라우마 치유의 뿌리에 접촉하기 위해, 얼굴이라는 문을 열어 뇌로 부드럽게 넘어간다. 얼굴을 통해 열린 문과 그 너머 뇌 사이에 접형골이 있다. 그렇다면 바로 접형골에 접촉하면 어떨까? 얼굴이라는 문을 통과하지 않아도 바로 뇌로 들어갈 수 있어 보인다. 접형골은 지름길이다. 지름길은 효율성이 좋다. 바로 목적지로 질러가는 격이다. 그럼에도 불구하고 우리가 잊지 말아야 할 것은 트라우마 치유에 있어서 늘 지름길만이 최상은 아니라는 거다. 몸은 언제나 자기만의 방식과 순서가 있더라. 접형골이 뇌로 바로 가는 지름길이어도 얼굴을 통해서 가야 한다면 그 순서대로 갈 때 몸의 질서가 잡힌다. 치유는 결국 질서를 다시 세우는 것이다. 그 질서가 비록 우리 눈엔 매우 삐뚤어 보여도 끝내 치유의 길로 진입하게 된다. 몸을 신뢰하라. 몸에 대한 신뢰는 언제나 CST 마스터를 시험하는 시험대처럼 느껴진다. 내 생각대로 하지 않고 몸의 소리를 따르는 것. 결국 우리는 몸의 거대한 계획 속에 있다. 그 계획이 너무 오묘하고 기이해서 이해 불가일지라도 있는 그대로 따라가면 된다. 치유는 우리가 아는 틀 속에 갇히지 않는 바람과 같다. 바람처럼 자유로울 때 치유가 일어난다.

관자놀이Temple

들어 보았을까? 두통이 오거나 뭔가 골치가 지근지근 아플 때 본능적으로 손가락이 가서는 꾹꾹 눌러 대는 곳이다. 그 관자놀이는 유일하게 보이는 접형골의 한 부분이다. 관자놀이라는 이름으로 널리 알려진 접형골의 한 부분. 영어로는 Temple이다. 그래서 검색하면 자꾸 사찰이나 절이 뜬다. 해부학적인 이름으로는 접형골 대익greater wing of Sphenoid의 부분이 되시겠다. 접형골 큰 날개, 대익은 접하고 있는 뼈가 누구냐에 따라 대익면의 명칭은 다양하게 붙여진다. 여기서는 상세히 다루지 않겠다. 관자놀이로 널리 알려진 우리에게 익숙한 그곳이 나비뼈의 큰 날개였다는 사실. 그것을 안 것만으로도 충분하다. 이제 우리는 접형골과 구면이 되었다. 부분이나마 통성명은 했으니 이제 더 크게 알아보자.

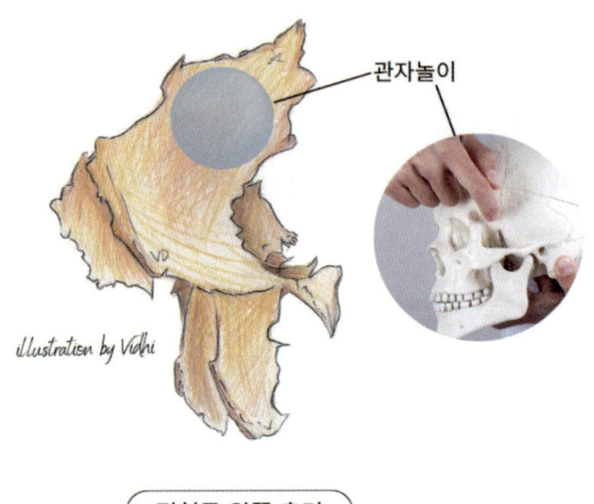

접형골 왼쪽 측면

접형골 측면 이미지다. 한때 접형골 이미지를 모아 직접 그리는 것에 심취한 적이 있다. 해부학적 용어가 더 이상 외워지지도 않고, 외우고 싶지 않았던 시기가 있었다. 머리를 비우고 싶었다. 내 머릿속에 지식이 더 들어가는 것이 거북살스러웠던 그때, 그림을 그리면서 내 손이 닿는 실질적 형태를 보고 또 보았다. 접형골 측면 이미지는 귀하다. 직접 그려서 귀하게 모신다.

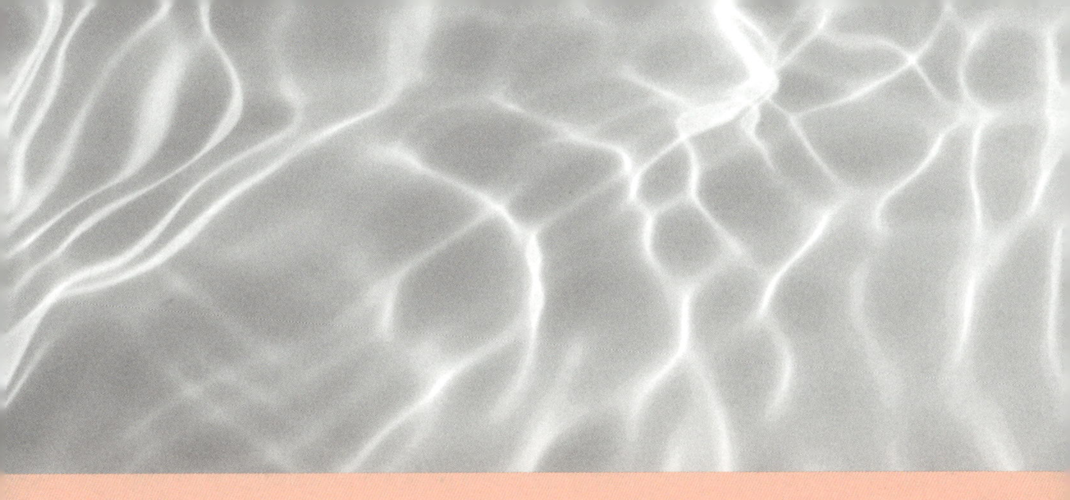

4부

접형골 나비 효과,
1석8조 치유 효율성

내 32년 동안 CST를 했어도
이리도 질리지 않는 존재를
만났던 적이 있었던가.
만날 때마다 설레고
닿을 때마다 환해지는.
너를 통해 사람을 배운다.

그리하여 붙여진 애칭 [매직컬 접형골]

마법처럼 사람을 사로잡는 능력. 생긴 대로 산다고 했든가. 사람도 그렇고 접형골도 그렇고 어떻게 살았느냐에 따라 형태는 고정되지 않고 경험에 의해 깎여 나가고 덧붙여지기 마련이다. 인생이 만드는 경험에서 일어나는 변화무쌍한 변화가 바로 우리를 만드는, 접형골을 만드는 신의 기술이다. 사람의 얼굴 형태가 바뀌어 가는 것은 얼굴 바로 뒤에 있는 접형골의 미묘한 형태 변화가 8할을 차지할 것이다. 고로 세월이 만든 여러분의 지금 얼굴은 세월이 만든 접형골과 싱크로율 80%라는 뜻. 접형골이 양쪽 눈 뒤 공간에 편안하게 인생을 관망하고 있으면 나도, 내 얼굴도 유유자적. 평안하다.

접형골 치유 나비 효과

1석8조

치유에 있어 내가 가장 중요하게 여기는 것은 바로 [효율성].

효율성이 극대화되는 스킬을 좋아한다. 1석2조? 아니 1석8조 정도
는 되어야 효율성이 있다 하겠다. 적어도 CST 스킬이 작용하는 몸 시
스템에서는 말이다. 하나의 구조가 몸 전체의 기능과 연결되어 있다는
전형적인 자연 치유법에 의하면 1석99조는 되어야 하지 않을까. 100조
개의 세포로 이루어진 몸이니 1개의 세포가 건강해지면 나머지 세포도
건강해질 수 있다. 이것이 바로 뇌의 홀로그램 이론과 궤를 같이하는
측면이겠다. 1개의 세포만 건강해도 그 건강은 홀로그램적으로 나머
지 세포에 건강 정보를 그대로 반영할 수 있으니 얼마나 효율적인가.
홀로그램적 건강 비전을 몸소 실행하고 실천하는 접형골. 그 효율성의
거대한 물결 속으로 가볍게 들어가 보자!

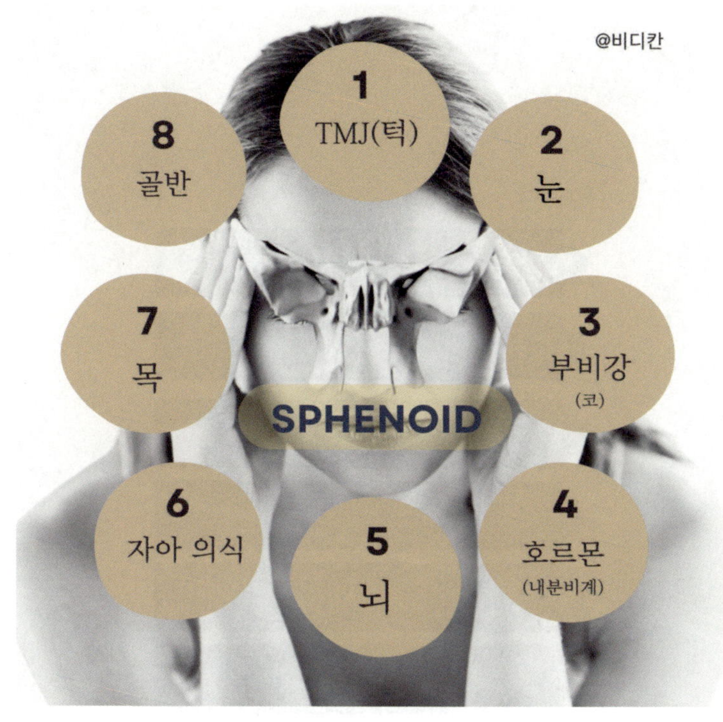

효율성이 높다면 하나의 스킬로 더 큰 치유 효과가 일어난다.

접형골의 치유 효율성은 1석8조에만 머물지 않는다. 그 확장력은 더욱 크겠지만 다 담을 수 없는 만큼 8가지로 정리해 본다. 인체가 가진 생명력과 건강의 힘이 무궁무진한 만큼 우리가 가진 내재된 힘의 원천, 접형골이 시원하게 끌어올린다.

01	턱	TMJ턱 & 얼굴 비대칭
02	눈	눈 사시/ 눈건조증/ 눈 건강
03	코	부비강염/ 비염/ 비강 내 염증
04	목	어지럼증/ 불면증/ 과민증 / 편타증
05	골반	골반 -천장골 관절 비대칭
06	호르몬	뇌하수체 관련 내분비계 장애
07	뇌	뇌력충전/치매 예방/저속노화
08	자아의식	'나'에 대한 의식과 인식

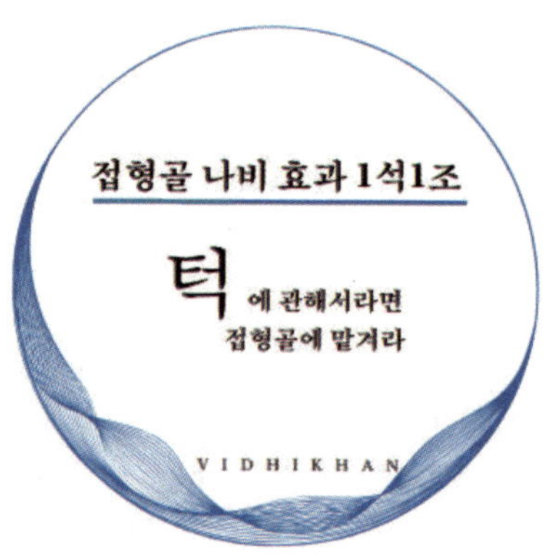

턱은 겉으로는 측두골에 관절하고 있고 안으로는 접형골과 밀접하게 닿아 있다. 오랜 기간 턱 통증 혹은 TMJ 증후군으로 불편함을 겪고 있는데 제대로 해소되지 않는 경우 접형골성-턱 변이일 수 있다. 턱 관련 불편함은 단지 턱에만 머물지 않고 관련 구조와의 관계에서 오는 복잡하고 다양한 메커니즘으로 발생한다. 그런 경우 턱에만 집중된 관리나 캐어, 치료법으로는 통증이나 변이 패턴을 해소하기 어려울 수 있다.

장기적으로 지속되는 턱에 발생한 문제는 턱 중심 다른 구조와의 연관성을 살펴야 한다. 턱에 일어나는 일반적인 현상으로는 다음과 같다.

입을 열고 닫을 때마다

턱에서 딱딱거리는 소리가 나거나

김밥이 들어가지 않을 정도로

입이 제대로 열리지 않거나

말을 많이 하거나 크게 웃으면

턱에 통증이 온다.

턱 때문에 CST 힐링을 받으러 오신 분들께 입으로 손가락이 몇 개가 들어가는지 확인하곤 한다. "아~ 하시고 손가락이 몇 개가 들어가는지 볼까요?" 의외로 손가락 2개 이상이 들어가지 않는 경우가 많더라. 손가락이 4개 들어갈 정도로 입은 열리는데 열 때마다 소리가 나거나 턱이 밀리는 듯한 야릇한 느낌을 받곤 한단다. 입을 열 때마다 소리가 나는 자리. 턱이 실제로 벌어지는 곳. 거기가 어딜까? 해부학적 용어로는 TMJ라는 곳이다. 턱과 측두골이 관절하는 곳. 손을 잡은 듯 2개의 구조가 톱니바퀴처럼 맞물린 곳이다.

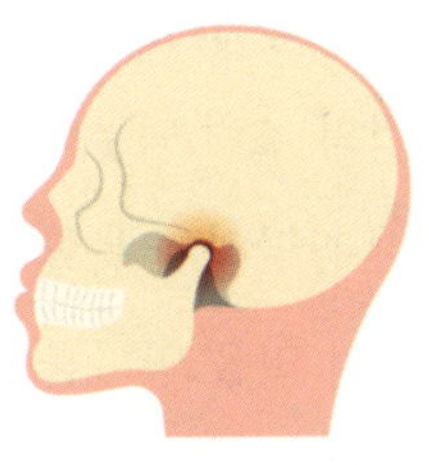

TMJ는 측두하악관절의 약자다.

Temporal
Mandible
Joint

측두하악관절TMJ은 스트레스에 민감하다. 하고 싶은 말이 있는데 못하면 우리는 입을 꽉 다문다. 입술을 깨물면서 말이다. 뭔가 놀라운 것을 보거나 예상치 못한 일을 당하면 우리는 [턱이 떡 벌어지거나] 자신도 모르게 [입을 막는다].

TMJ는 우리의 삶과 매우 밀착되어 희·노·애·락의 변주곡을 연주하는 악기가 된다. 턱이 열리고 닫힐 때마다 우리의 감정도 오르락내리락한다. 돈독한 지인들과 함께 맛있는 것을 먹을 때면 턱은 달그락거리며 열심히도 씹어 준다. 동시에 턱을 벌리며 환하게 웃기도 하고 턱을 잔뜩 오므리고서는 싫은 내색을 하기도 한다.

쉴 새 없이 조잘거리는 수다 속에서 피어오르는 우정을 위해 턱은 전투적으로 움직인다. 그런 턱의 조력 덕분에 인간관계가 유지되고 우정과 사랑이 성장한다. 하지만 감당하지 못할 감정과 스트레스가 지속적으로 가해지면 우리는 참으려 입을 앙다물게 되고 턱은 꽉 잠기게 된다. 그런 압박 상황이 길어지면 턱은 견디지 못하고 통증을 만들어 내며 힘들다고 호소한다. 이런 상태를 측두하악관절TMJ 증후군이라 부르고 턱관절 장애 혹은 안면골 변이의 주된 요인이 된다.

TMJ턱 통증을 풀어 주는

접형골 치유 열쇠

TMJ 증후군의 핵심은

턱관절TMJ 손상과 턱근육 긴장 톤에 있다.

턱 통증 유발은 결국 턱의 피로다. 많이 걷거나, 안 걷다 걸으면 다리 근육이 뭉치고 통증이 오듯이 턱도 마찬가지다. 많이 쓰면 힘들고 안 쓰면 굳는다. 턱을 꽉 다물고 있을 때의 긴장과 열면서 많이 쓰는 피로감이 TMJ 증후군의 주된 요인일 것이다.

많이 먹고, 많이 웃고, 많이 말을 하게 되면 결국 입이 닫혔다 열렸다 반복되면서 TMJ 주변 근육이 과다 사용으로 피곤해지고, 나아가 열림과 닫힘의 반복적인 마찰로 손상이 오기도 한다. 그 손상이 염증을 일으키고 참기 어려운 통증이 생기기도 할 것이다. 마찰은 근육 주변 구조를 마모시켜 변이를 가져오고 입을 열 때 딸각 혹은 딱딱거리는 소리를 나게 한다. 결국 마모된 근육과 손상된 근육 염증으로 인해 턱 건강에 불균형이 온다. 턱이 틀어진다. 이어 얼굴도 비대칭이 된다. 턱 변이가 얼굴 변이로 이어지는 가장 큰 요인은 접형골에서 기시하는 TMJ 근육이 핵심이다.

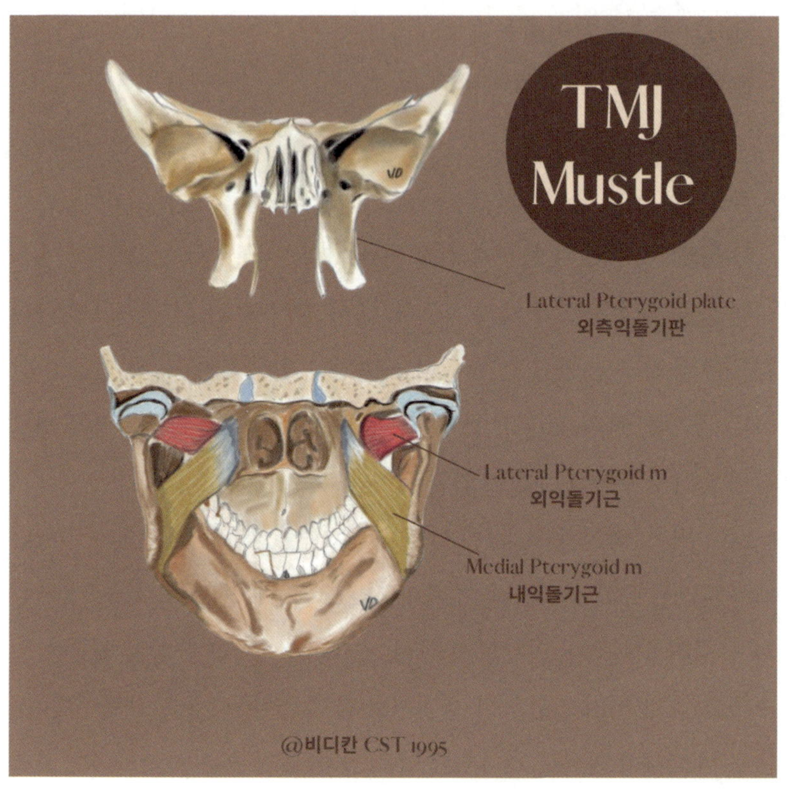

그림을 보면 위쪽에 접형골이 보인다. 활짝 날개를 펼친 바로 아래 쭉 뻗은 다리 같은 것이 보인다. 그것이 익돌기다. 아래 그림에는 턱 안쪽에서 보이는 턱과 연결된 탄탄한 붉은 결의 TMJ 근육이 보인다. 이 근육 결들은 모두 접형골 익돌기에서 나와 턱에 부착되는 근육인데 내익돌기근(황금색)/외익돌기근(붉은색)으로 부른다.

접형골 외측익돌기근

Lateral pterygoid M

턱(하악골)을 하전방으로 당기거나 좌우로 움직이는 근육이다.

즉, 입을 열 때 사용하는 주된 턱 근육이다. 턱 통증과 딱딱거리는 소리가 날 때는 접형골 외측익돌기에서 쭉 뻗어 나와 측두하악관절의 관절판과 그 전면을 감싸고 있는 핵심 근육인 외측익돌기근이 몹시 힘든 상태라 인식해야 한다. 힘드니 쉬는 것이 치유다. 하지만 우리는 깨어 있는 동안 쉽사리 턱을 쉬게 하지 않는다. 직업적으로 말을 많이 해야 하는 경우는 더욱 그렇고 감정 표현이 서툴고 감정을 주로 참기만 하는 성향은 턱에 자신의 의지와는 상관없이 압박을 주곤 한다. 비디칸 CST 접형골 스킬에서는 겉으로는 턱 통증이지만 그것이 안면골 변이를 동반하는 경우 턱 통증이 단지 턱에만 머무는 것이 아니라 접형골 변이에 의한 얼굴 비대칭으로도 이어지고 있음을 본다. 1차적인 원인이 턱에만 있는 경우 턱 변이를 전문으로 하는 의료계나 전문가에게 가시면 수월하게 원인 해소가 가능할 것이다.

하지만 불편함이 턱에서 처음 왔지만 지속적으로 변이가 이어져 깊어지면, 결국 접형골 익돌기 한쪽/양쪽 당김 현상으로 접형골 변이로 이어진다. 접형골 변이는 고질적인 턱 변이와 얼굴 비대칭을 유발하는 뿌리가 되어 고정된다.

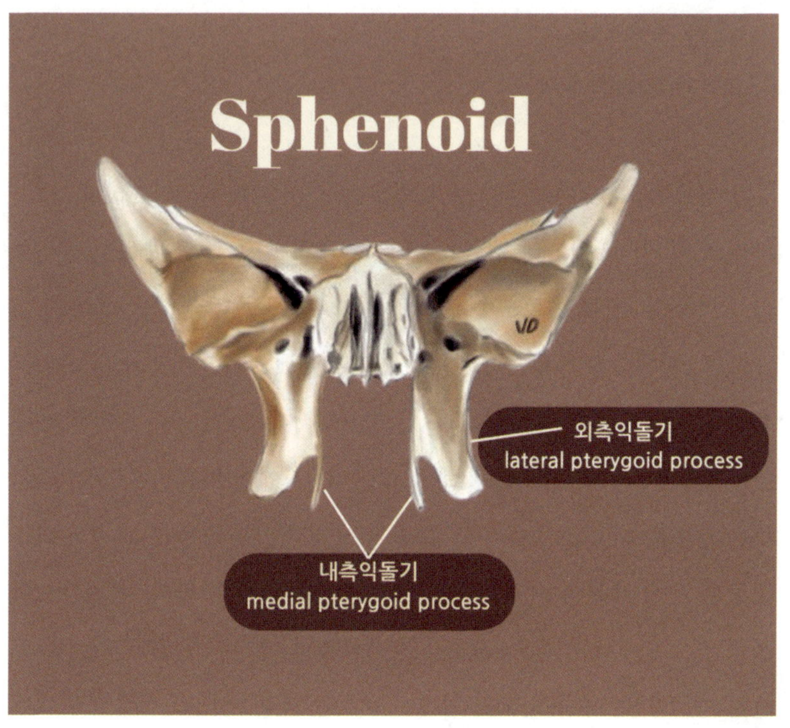

접형골 스킬은 어떤 요인으로, 언제 턱 통증, 턱 변이, 얼굴 비대칭이 생겼든 시간상의 순서와는 상관없다. 어떤 요인이 먼저였든 해소되지 않은 채 상당 기간이 지나면 시간적 순서는 무의해지고, 오롯이 강력한 변이 패턴만 남게 된다.

TMJ 증후군과 얼굴 비대칭의 뿌리,
접형골

　다양한 치유법에도 턱 통증이 치유받은 당시만 일시적으로 편안하다면 통증의 근본적 뿌리가 된 접형골을 보아야 한다. 당장은 턱 통증과 불편함 때문에 턱 치유에만 집중할 수 있다. 하지만 접형골 변이 때문에 턱 변이가 일어나 통증이 생긴 것이라면 턱 관련 치유는 어떤 의미를 가지게 될까. 어떤 것이 먼저냐? 이것이 문제가 아니라 무엇을 치유해야 근본적 치유가 될 것이냐 그것이 문제로다. 턱 문제가 먼저였건 접형골 변이가 먼저였건 오래된 턱 통증과 변이, 얼굴 비대칭은 결국… 접형골의 다리, 익돌기에 넝쿨처럼 칭칭 감겨 있다. 치유의 열쇠는 접형골 다리 익돌기에 돌돌돌 감긴 넝쿨이 풀리면 자연스럽게 나온다.

　CST 접형골 스킬이 필요하다는 뜻이다. 얼굴과 뇌 사이에 있는 접형골이 정상적인 **크라니얼 모션**몸속 체액이 순환하며 흐를 때마다 구조들이 주기적이고 규칙적으로 리드미컬하게 움직이는 미묘한 운동성. 폐 호흡과 심장 박동과는 구분되는 제3의 인체 리듬을 보여 주고 중심선에 다시 놓일 수 있다면 턱 자체에 접촉하지 않고서도 턱의 변이와 통증 해소에 접형골은 치유의 혜택을 듬뿍 담아 뿌려 준다.

　이어 자연스럽게 가장 강력한 치유 혜택이 얼굴 비대칭 해소로 이어
질 것이다. 처음은 미약하나 그 나중은 창대해진다. 처음엔 나만 그 미
묘한 편안함을 느끼게 된다. 크게 달라진 것은 없어 보이는데 분명 뭔
가 좋아지고 편안해지는 것이 있다. 그리고 시간이 흐르고 접형골 스
킬이 지속성 있게 유지되면 어느 날, 시간의 누적이 물질화된다. 눈으
로 인식이 가능해질 만큼 비대칭이나 불균형이 어느 수준 중심선에 가
까워진다. 얼굴색이 환해지고 밝아져 함께하는 이들도 덩달아 밝아진
다. 가만히 있어도 기분 좋아지는 사람이 되어 간다.

　이것이 바로 CST 치유의 묘미 아닐까.
　겉모습에만 머무는 치유가 아니라
　내면까지 스미는 깊이 있는 치유.

10년 전이었나. 프랑스 남부 도시 몽펠리에에 사는 친구 집에 초대를 받아 며칠 머문 적이 있다. 원래 파리가 고향인 그들은 시골이 좋아 남부로 이사를 왔단다. 맑은 공기와 빛나는 햇살. 자그마한 마을 주변엔 지중해 바다와 새하얀 모래사장이 멋졌다. 바로 앞에는 거대한 피에르 산맥이 보였고 마을을 웅장하게 감싸고 있었다. 이른 아침 막 사 온 모닝빵. 고소한 냄새에 확 끌린다. 구워진 빵 그대로 입으로 가져가 물어 씹는데 어찌나 딱딱하던지… 뱉지를 못하고 그대로 씹었다. 빠드득 턱에서 깨지는 소리가 나더라. 내색은 못했지만 머무는 내내 한쪽 턱이 아팠다. 파리로 돌아왔을 때도 턱이 아파서 부드러운 애플망고조차 겨우 먹었던 기억이 난다. 파리에 머무는 동안 CST 셀프 스킬로 턱을 치유하였다. 1주 정도 지나니 통증은 완전히 사라졌지만 턱이 바스라지는 소리가 아직도 생생하다. 통증은 길지 않았지만, 불편함에 대한 기억은 길게 각인되었다.

또르르 또르르 나도 모르게 재빠르게 움직이는 내 눈. 보고 싶지 않아도 자극이 오면 눈이 가고, 눈앞에 있는데도 못 보기도 하고. 누가 내 눈을 보고 싶은 거만 볼 수 있게 해 줄 순 없을까. 보고 싶지 않을 땐 손으로 눈을 가린다. 아예 눈을 질끈 감아 보기도 하고. 숫제 고개를 돌려 딴 데를 보며 딴청을 부린다.

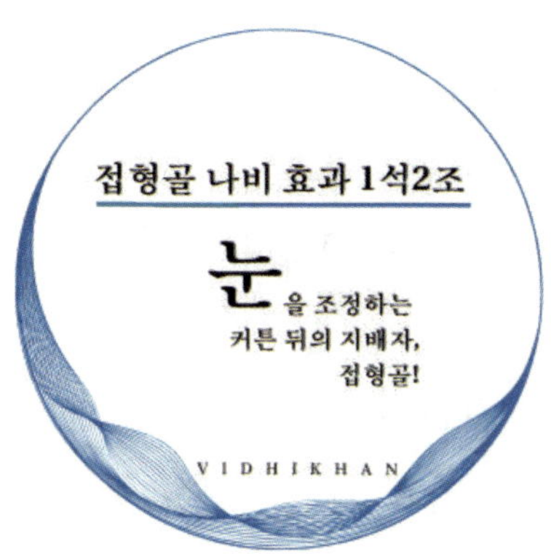

눈은 심장이 알아서 뛰는 것처럼 알아서 움직인다. 보고 싶지 않을 때는 눈을 뜨고도 손으로 가리거나 눈을 돌려서 안 보려는 의지를 써야 한다. 그런 의지나 특별한 의도가 없다면 눈은 뜬 채로 무의식적으로 외부 정보를 받아들이고 축적한다. 눈을 뜨고 있다고 해서 다 인식하진 못한다. 같은 상황을 경험해도 같은 장소에 있던 사람들 모두, 본 것이 다르고 기억도 다른 경우를 많이 본다. 눈은 매우 주관적인 것 같다.

보고 싶은 것만 보고, 있어도 보지 못한다.

보여도 안 본 척하고, 안 보이는데 보이는 척한다.

없는데 있다 하면 보이는 것 같고

있는데 없다 하면 안 보이는 것 같다.

과연 우리는 무엇을 보고 있고 우리가 본 것은 얼마나 정확할까. 시각적 정보는 우리 뇌가 받아들이는 가장 믿을 만한 정보통일 거다. 사실 알고 보면 혼란스럽기 그지없어 보이는 정보인데 사실인 듯 받아들이게 될 테다. 그러다 보니 많은 것들이 왜곡, 삭제되고 새로운 스토리가 생성될 수도 있다. 눈을 주제로 살펴보니 마치 마음처럼 움직이는 듯 보인다. 눈이 마음을 움직이는 것이라면 마음을 움직이기 위해서는 눈을 움직이게 하면 되는 걸까? 그럼 이 눈은 과연 누가 움직이고 있는 건지 그것이 궁금해지는 순간이다. 궁금하니 심장이 뛴다.

 32년 차 두개천골요법 접형골 마스터

누가 내 눈을
움직이고 있지?

이런 질문. 해 본 적이 있을까? 무의식적으로 움직이면서, 동시에 의식적 집중도 가능한 우리의 눈. 무의식적-의식적 조합을 자유롭게 하면서 일상에선 딱히 눈 움직임에 대해 그다지 궁금해하진 않는다.

눈에 대한 내 관심은 1994년 인도에 갔을 때 최고조에 달했던 거 같다. 인도에서는 한국에서 접해 보지 못한 천연 재료로 만들어진 플라워 에센스나 동종 요법 레머디 등이 많아 눈에 대한 내 관심을 충분히 만족시켜 주었다. 눈에 좋은 플라워 에센스를 늘상 먹었고 지금과 같이 컴퓨터나 TV 등 전자 제품을 거의 사용하지 않았으니 여러모로 내 눈은 시원한 공간에서 자유로웠다. 난 고도근시다. 디옵터 -600. 이 정도면 안경을 쓰지 않고서는 걷기도 힘들 정도로 사물이 잘 보이지 않는다. 지금은 디옵터 -525 정도로 시력이 좋아졌다. 그래서 콘택트렌즈도 안경도 쓰지 않고 일상을 영위하고 있으며, 아는 사람을 만나도 쿨하게 모른 척해도(얼굴이 잘 안 보임) 욕먹지 않는 시력의 소유자가 되었다. 고도근시라서 그런가. 60을 바라보는 이 나이에 노안도 없고 아주 작은 글자까지 잘 보인다. 작은 통 뒷면에 적힌 깨알 같은 설명서나 주요 성분 등을 읽을 때 주변 분들이 나를 많이 이용하신다. 그들은 나보다 어리지만 벌써 노안이 와서 잘 안 보인단다. 시력 검사를 위한 차

트 속 가장 큰 글자. 전혀 보이지 않는다. 눈에 대한 글을 쓰니 문득 인도에서 참가했던 [비전 오브 아이Vision of Eye]가 떠오른다. 일종의 시력 개선 프로그램이었고 2주 과정이었던 걸로 기억난다. 당시 나는 콘택트렌즈를 착용하고 있었고 안경은 웬만해선 쓰지 않았다.

비전 오브 아이는 이탈리아에서 온 시력 전문가가 리더를 했는데 참 재밌는 사람이었던 걸로 기억난다.

2주간 콘택트렌즈 금지
안경 금지

그냥 자신이 가진 시력 그대로 2주를 지내야 하는 것에 꽤나 공포를 느꼈던 거 같다. 그 공포는 [아트 오브 비전] 코스 첫날부터 계단을 헛딛게 만들었다. 아이쿠야. 보기 좋게 나뒹굴었다. 내 주변 모든 사물과 사람들이 뿌옇게 형체가 제대로 보이지 않았고 갑자기 계단이 있거나 혹 꺼지는 부분은 아예 감지되지 않았다. 예상보다 버벅거렸다. 암흑이었다. 지금 이 시점에서 보면 실제 내가 가진 고도근시라는 시력 자체보다는 [콘택트렌즈나 안경을 안 끼면 아무것도 볼 수 없다]라는 대뇌의 제한된 생각의 틀이 암흑이었던 것 같다. 나를 암흑 속에 가두었던 것은 [생각의 틀], 그 틀에 갇힌 내 마음이었다. 이것이 바로 이 프로그램의 포인트였다. 시력은 눈이 가진 문제에서만 오는 것이 아니라 마음에서도 올 수 있다는 것. 동감한다.

　한번 나빠진 시력. 과연 좋아질 수나 있는 걸까. 중2 때부터 쓰기 시작한 안경이 학년이 올라갈수록 두꺼워지기만 했다. 안경이 두꺼워지는 만큼 시력은 나빠졌다.

　그런 나의 직접적인 경험 때문이었는지 기존 체계에서는 시력 회복이 불가능해 보였고 가능한 지금의 시력을 유지하는 것에 더 집중했던 거 같다. 고도근시의 시력이었지만 내 눈은 염증 한 번 일으키지 않고 콘택트렌즈를 23년간 잘 받아 주었다. 하지만 빛과 먼지, 기타 공기 중 오염 물질에 대해서는 매우 민감해서 인도에 있을 때 몇 번 눈가에 생긴 오돌토돌한 작은 하얀 물질을 제거하러 안과를 가야 했었다. 인도 의사는 내 눈이 공기 중 오염 물질에 과민하게 반응하고, 그 반응이 하얀 물질을 만들어 낸다고 했다. 약물 치료로 깔끔하게 제거가 되었는데 당시 경험은 사뭇 끔찍했다. 눈에 알 수 없는 액체를 콸콸 붓는가 싶더니 정체 모를 도구(?)로 행주로 싹 훔치듯 눈 밑을 닦는 거다. 눈이 잘 안 보이는 경우 일어나는 상황을 정확히 파악할 수 없기 때문에 [내가 무슨 일을 당하고 있는 거지?]라며 불안이 자연스레 찾아오는 듯 보인다.

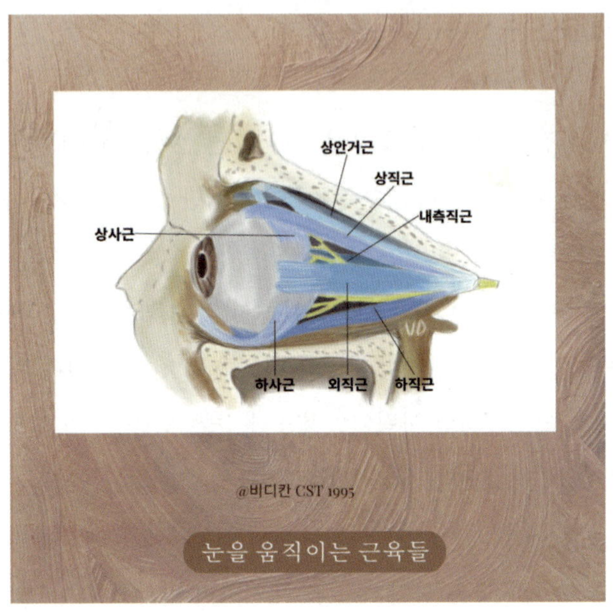

아트 오브 비전 프로그램에서 매일 했던 엑서사이즈 중에 하나는 눈 근육 운동이었다. 시력 개선 프로그램 모두 대부분 눈 운동 엑서사이즈는 기본으로 진행하지 않을까 싶다. 눈을 상, 하, 좌, 우 그리고 회전 운동을 할 뿐인데 내 눈은 혈관이 터지면서 충혈되었고 어지럽고 피곤했던 기억이 생생하다. 위의 이미지를 보면 눈을 움직이는 근육들이 보인다. 누가 내 눈을 움직일까? 안구를 움직이는 근육은 상직근/하직근/내측직근/외측직근/상사근/내사근 등 총 6개의 근육들이다. 이 근육들이 안구를 이리저리 굴리며 사물과 사람을 보고, 상황과 환경을 인식한다.

6개의 안구 근육에는 안구를 움직이는 방향이 설정되어 있다.

상직근은 이름 그대로 안구를 위로 당겨 올리고, 하직근은 아래로 당겨 내린다. 할 일 없이 눈을 위로 아래로 반복해서 움직여 보면 예상치 못한 피로감을 만나게 된다. 이 작은 움직임이 만드는 거대한 피로. 눈 안까지 얼얼하달까. 나만 그런 건지 아니면 여러분도 그런지 한번 해 보시길 당부드린다.

안쪽 측면에 붙어 있는 내측직근은 눈동자를 안쪽으로 끌어당기고 외측직근은 눈동자를 바깥쪽으로 가져간다. 이름에 맞게 설정된 방향 대로 눈동자가 자연스럽게 움직이면 편안하다. 반면 근육에 설정된 방향대로 기능하지 않는다면 흔히 사시와 같은 불편함이 발생한다. 이런 친구들이 꼭 한 명 정도는 있을 법하다. 입술을 뾰족하게 내밀면서 양쪽 눈을 순간 코 쪽으로 모으는 능력. 정상적인 눈근육이 기능하는 상태에서는 노력과 반복된 훈련을 통해서만 가능하고 그것도 순간만 일어날 뿐 지속성을 가지기엔 힘든 상태다. 그런 상태가 지속적으로 일어난다면 얼마나 불편할까. 양쪽 눈이 안쪽으로 혹은 한쪽 눈만 안쪽으로 모이는 사시는 외측직근이 약하고 내측직근이 강할 때 일어난다.

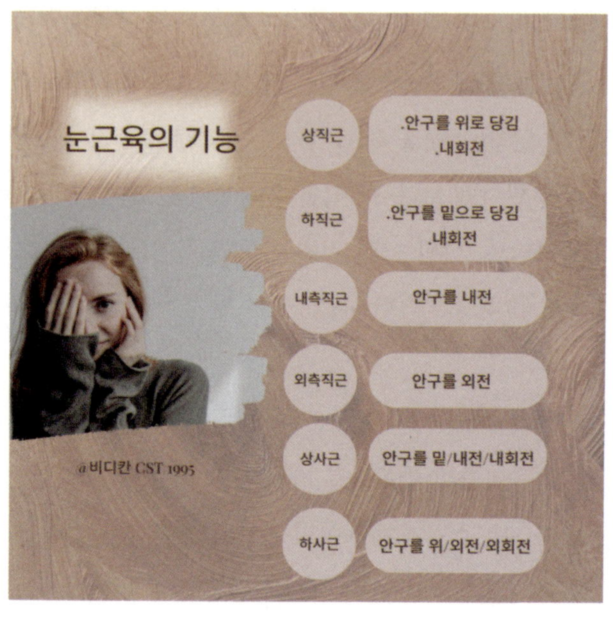

안구를 특정 방향으로 움직여야 할 근육의 기능이 제대로 일어나지 않으면 한쪽 방향으로만 흐르는 강물처럼 눈동자가 쏠리게 된다. 사시가 발생하는 원인은 다양하겠지만 CST 필드에서는 출생 시 발생할 수 있는 압박(난산/겸자 분만/베큠 분만 기타 응급 상황)에 의한 접형골 변이에서 근본을 본다. 외측/내측직근은 특히 REM 수면 상태에서 활성화된다고 알려져 있다.

6개의 안구 근육,
누가 움직이는 걸까?

　안구를 움직이는 6개의 근육 외에도 눈꺼풀을 들어 올리는 상안검 거근이 있다. 깜빡깜빡 속도감 있게 눈꺼풀이 움직이면 눈동자가 더욱 반짝이는 듯 보인다. 드라마에서 여주인공들이 제법 빠른 속도로 눈꺼풀을 깜빡이면 참 놀랍다는 생각이 들던데 일상에서 내가 그렇게 눈꺼풀을 바삐 움직일 일이 있을까 싶다. 빠르게 눈꺼풀을 움직일 수 있는 힘. 바로 상안검거근이다. 그 힘은 젊음의 상징이 되었달까. 펄떡이는 물고기처럼 파닥거릴 수 있는 상안검거근의 힘이 약해지거나 노화가 되면 바람 빠진 풍선처럼 눈꺼풀이 처진다. 처져서 안구를 덮게 되는 현상을 안검하수라 부르며 선천척/후천적으로 발생한다.

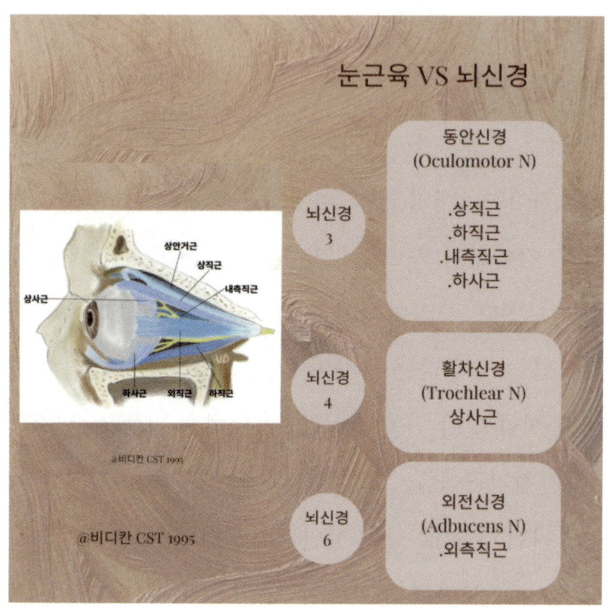

그렇다면 여기서 우리가 좀 더 깊이 들여다봐야 하는 것은 **누가 이 근육들을 움직이고 있는 것인가**이다. 바로 **뇌신경**이다.

위의 이미지는 눈근육을 움직이는 뇌신경들을 잘 정리하여 보여 준다. 해부학 용어라 처음에는 어색하지만 보다 보면 그 또한 익숙해지더라.

순식간에 뜨거운 물을 끓이는 전기 포트. 깔끔한 디자인의 전기 포트는 플러그를 꽂아 [온-버튼]을 누르면 그때부터 물이 끓기 시작한다. 전기가 공급되어야 전자 제품은 제 기능을 작동한다. 아무리 멋진 외관적 디자인을 갖고 있어도 플러그를 꽂아 전기가 공급되지 않으면? 무용지물이다.

TV는 켜지지 않아 원했던 드라마를 볼 수 없고, 찰진 밥을 하기로 유명한 밥솥이어도 밥을 하지 못한다. 우리 눈도 움직이는 근육이 아무리 멋진 형태를 갖고 있어도 그것을 움직이는 원동력, 전력이 공급되지 않으면 눈을 움직이는 제 기능을 할 수 없다. 결국 우리 눈을 움직이는 것은?

**눈을 움직이는 근육에 전력을 공급하는
뇌신경이다.**

제시된 이미지를 보면 안구 근육을 담당하는 각각의 뇌신경이 안내되어 있다. 뇌신경 3번/4번/6번이 6개의 안구 근육을 담당하며 충분한 전력을 공급하고 있다. 전력이 안정적으로 공급되기 위해서는 3개의 뇌신경이 빠져나오는 통로 확보가 중요하다. 뇌신경이 빠져나오는 통로가 막히고 틀어지면, 뇌신경이 압박되거나 제한되어 제 기능을 하기 어려워진다. 그렇다면 안전한 통로 확보가 건강한 눈 건강의 최우선이 아닐까.

눈을 움직이는 3개 뇌신경.

통과하는 통로는 어디에 있을까?

접형골이다. 접형골의 큰 날개와 작은 날개가 와 닿는 부분에 생긴
틈 같은 곳이 통로가 된다. 마치 쭉 찢어진 눈매 같은 형태를 가진 **상안
와열**superior orbital fissure. 모형이지만 볼 때마다 날카롭다고 느껴진다.
찢어진 틈새로 나오는 신경은 비단 안구를 움직이는 뇌신경 3개 외에
도 삼차신경의 가지인 안신경도 있다.

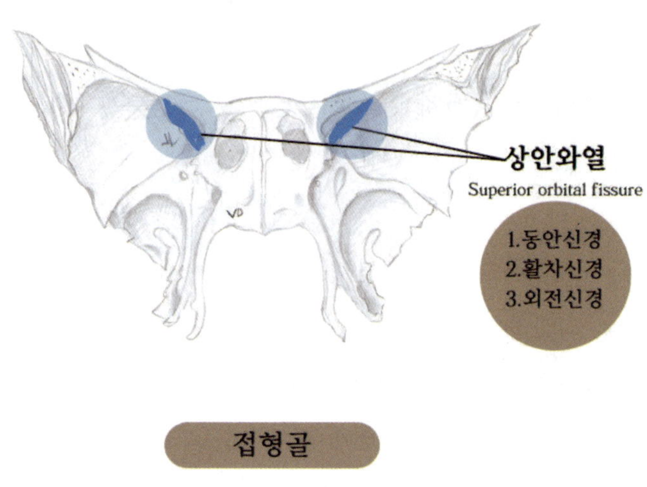

양쪽으로 형성되어 있어 좌-우 눈근육으로 뇌신경들이 쭉 뻗어 나가 우리도 모르게 눈을 동글동글 잘도 굴려 준다. 동안 신경/활차 신경/외전 신경 3개의 뇌신경의 통로가 되는 상안와열이 좌-우, 전-후로 밀리면 3개의 뇌신경을 압박, 제한하게 된다. 그렇게 되면 우리가 잘 알고 있는 사시와 같은 현상으로 드러난다. 특정 방향의 눈 운동성이 막혀서 제대로 눈동자를 움직일 수 없게 된다. 고로 정상적인 눈 운동을 위해서는 접형골이 중심에 자리를 잘 잡고 있어야 하는 전제가 필요하다.

시력Eyesight

우리의 보는 능력을 담당하고 있는 시신경. 뇌신경 2번인 시신경도 접형골을 통과한다. 접형골=눈 건강이라 해도 누구 하나 아니라고 반박할 수 없을 만큼 접형골은 눈 관련된 세부적인 것들과 하나하나 연결되어 있다. 시신경은 접형골 소익 바닥을 통과하며 그 통로를 시신경공이라 부른다. 접형골 날개가 편안해야 보는 것도 편안해지고 보는 것이 편안해야 나도 편안해진다.

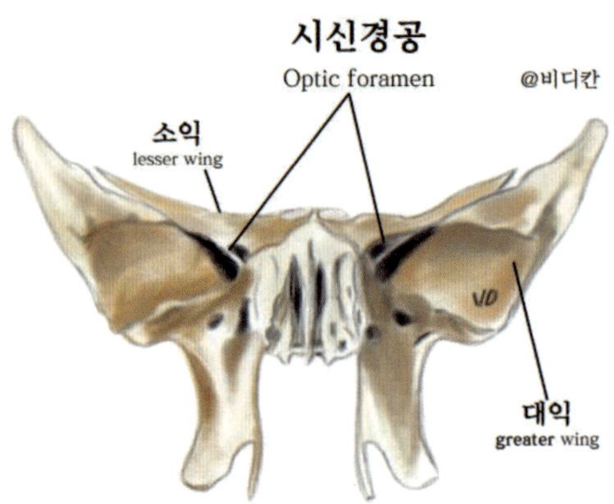

접형골

이미 우리는 봄과 겨울에 황사, 미세 먼지와 초미세 먼지를 겪어 내면서 코로나 이전부터 마스크를 써야 했고, 코로나 4년을 겪으면서는 마스크를 쓰는 것이 어느새 익숙해졌다. 물론 여전히 마스크를 쓰는 것이 불편하고 힘들다. 하지만 공기 중 미세/초미세 먼지를 아무런 보호막 없이 내 폐 속으로 들어가게 할 순 없다. 코는 외부 공기가 들어가는 첫 번째 문이다.

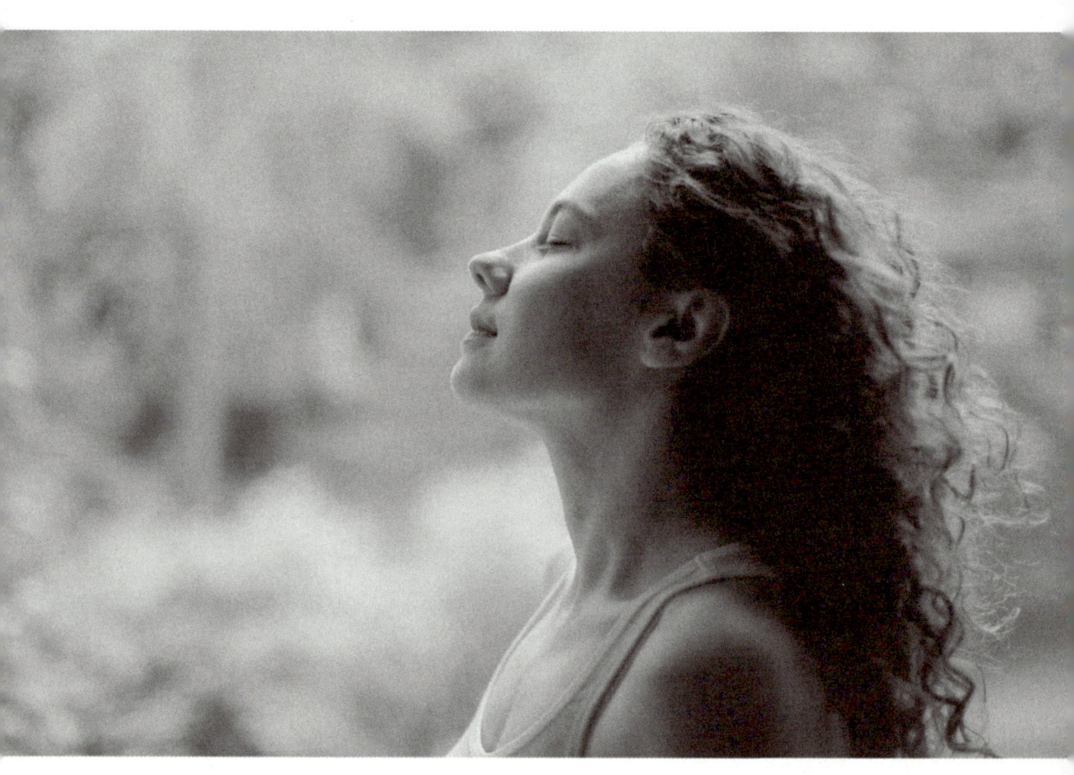

 32년 차 두개천골요법 접형골 마스터

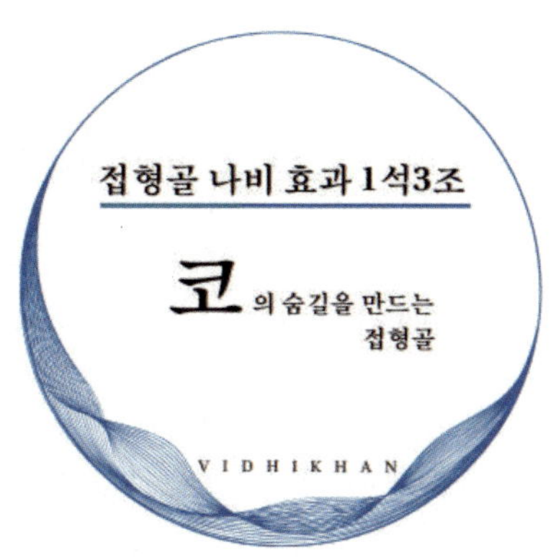

코를 막으면 공기가 들어가지 못한다.

그래서 코가 막히면 입을 열고 숨을 쉬게 된다. 입을 통해 공기가 들어갈 때 코 내부처럼 필터 시스템이 되어 있지 않아 쉽사리 공기 속 다양한 오염 물질과 세균, 바이러스에 노출될 수 있다. 코로 숨 쉬는 편안함. 코로 숨 쉴 수 있는 것도 능력이 된 시대적 환경에 접형골의 건강은 여러분께 그 능력을 회복하고 유지할 수 있는 지혜를 안내한다.

콧속에는 빈 공간이 있다. 콧속으로 들어간 공기가 머문다.

얼굴과 머리뼈에 생성된 이 빈 공간들은 머리와 얼굴의 무게를 가볍게 해 주는 기능을 한다. 덕분에 우리는 1.5~2.5kg이 넘는 성인의 두개골을 가볍게 느낄 수 있다. 공기로 가득 찬 이 공간은 마치 풍선처럼 얼굴과 머리를 띄워 준다. 이 멋진 공간을 부비강이라 부른다. 부비강은 콧속으로 들어온 공기를 따듯하게 데워 주는 난로 역할을 하며, 그 공간을 둘러싸고 있는 점막은 들이마신 공기 중 해로운 물질이나 세균과 바이러스 등을 흡착하는 필터 역할을 한다. 부비강에는 사골동/접형골동/전두골동/상악동이 있다. 비강을 중심으로 좌우 4개씩 형성되어 있고 주로 비염 혹은 축농증이라 불리는 부비강염 대부분은 사골동과 상악동에서 빈번하게 일어나는 염증이다.

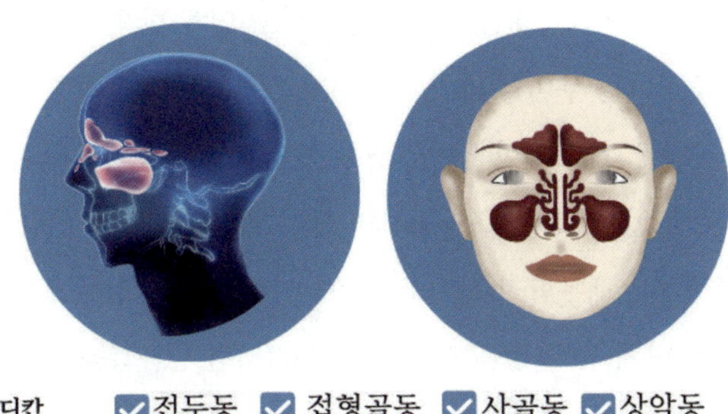

제시된 이미지를 보면 측면에서만 보이는 접형골동이 있다.

정면에서 가장 크게 보이는 사골동과 상악동. 양쪽 이 2개의 부비강에서 급성-만성 염증이 발생하고 있고 이로 인해 많은 분들이 불편함을 겪고 있다. 제대로 숨 쉬기가 힘들어 잠들기 어렵고 두통과 어지럼증을 동반하기도 한다.

CST 힐링을 진행하면서 접형골 변이로 인해 발생하는 공통적인 증상 중의 하나는 부비강염이었다. 접형골동 자체에는 염증 발생이 드물어도 접형골 구조의 변이는 부비강염을 형성하는 조건과 환경을 형성하는 듯 보인다. 그 이유를 찬찬히 들여다보면 [구조적 연관성]이 보인다. 접형골은 해부학적으로 구개골을 사이에 두고 전방에 상악골을 안고 있다. 마치 곰 인형을 안고 있는 아이처럼 상악골을 양손으로 사랑스럽게 품는다. 사골은 또 어떤가. 유니콘 뿔처럼 접형골체에 박혀 있다. 즉 사골과 상악골 모두 접형골과 밀접하게 닿아 있다. 이것은 사골과 상악골을 하나하나 감지하거나 변이 패턴을 해소하지 않아도 이들이 얹혀 있는 접형골이 제 중심을 잡으면 동시에 3개의 구조가 안정이 된다는 것이다.

이것이 바로 접형골 치유 효율성이다. 염증이라는 증상에만 함몰되기보다 염증이 일어나는 환경 개선이라는 더 큰 시각으로 바라보면 염증은 구조 변이로 인해 발생할 수 있는 불편함 중의 하나가 된다. 염증이 발생하는 환경 혹은 구조가 개선되지 않는다면 약물 치료는 일시적인 증상 완화만 가져올 뿐 근본 치유는 되지 않더라.

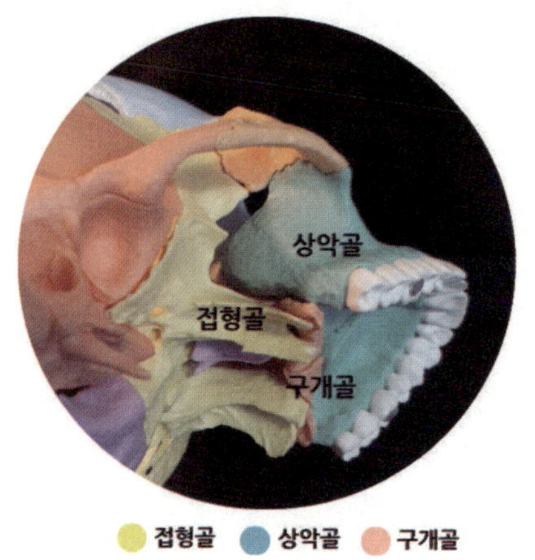

접형골의 양측 익돌기로 상악골을 받치고 있는 모양새다. 상악골과 접형골 사이에 구개골이 끼여 있어 완충재 역할을 하는 듯 보인다.

무소의 뿔처럼 당당해 보이는 사골이다. 마치 접형골과 한 몸처럼 밀착된 관계지만 독립적이어야 건강하다.

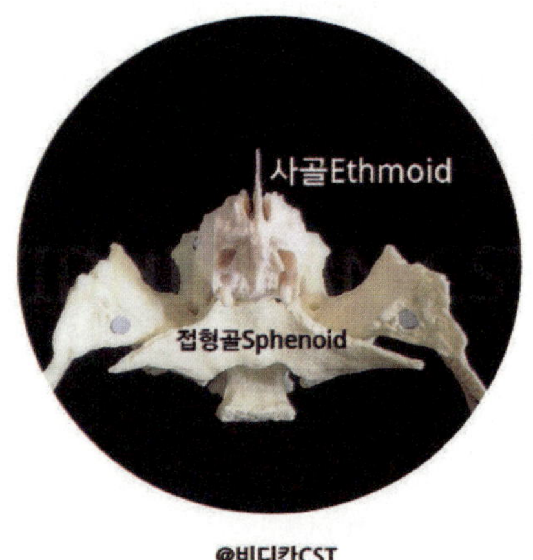

콧속이 뻥 뚫리는 느낌. 공기가 시원하게 콧속으로 들어가는 느낌.
염증 없이 맑게 사는 느낌. 이 모든 느낌은 접형골 변이 패턴 해소를 통
해 가져올 수 있다. 코로 숨을 제대로 쉴 때 뇌도 편안해지고 나도 편안
해진다.

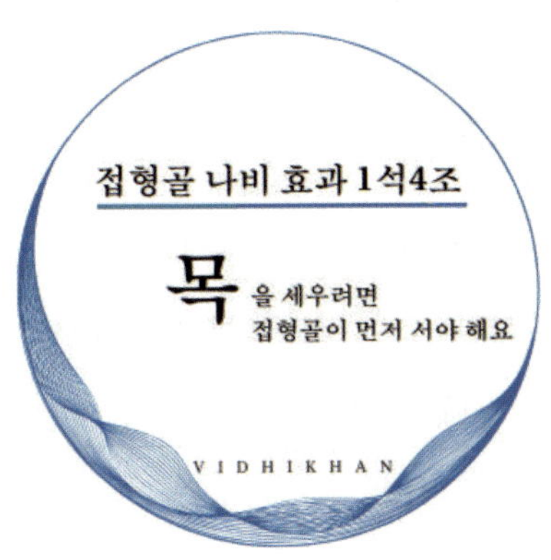

꼿꼿하게 서 있는 목. 자신감이 넘쳐흐른다.

목을 떨구고 있는 사람. 절망감으로 가득 차 보인다.

목을 갸웃거리는 사람. 뭔가가 알쏭달쏭 잘 모르겠나 보다.

목을 뒤로 젖혀 하늘을 바라본다. 아 힘들구나.

크고 무거운 두개골과 그 속에 담긴 뇌까지 꽃받침처럼

가볍게 들고 있는 목. 얼굴만큼이나 외부 환경에 민감하게

반응하며 스트레스에 대응하는 목.

나와 우리의 인생 형태 축소판.

스트레스와 마음의 상태에
즉답하는 목

목이 뻣뻣하게 굳어 온다. 아… 스트레스를 받는구나. 아직까진 얼굴에 드러나는 것은 없다. 다른 사람들이 알아차리기 전에 호흡을 하면서 목을 이리저리 스트레칭해 준다. 그렇다고 당장 뭔가가 해소되는 것은 아니지만 잠시라도 목을 스트레칭하고 풀어 주면 상당히 보상받는 느낌이 온다. 하지만 이것만으로는 부족하다. 스트레스 반응이 얼굴로 올라온다. 홍조가 되면서 열기마저 느껴진다. 갑자기 손사래를 치듯 손바닥으로 부채질을 해 보지만 쉽게 열이 가라앉지 않는다.

스트레스를 받으면 다양한 반응을 보이는 몸. 그중 목은 [나 지금 스트레스받는 중]이라고 우리가 인식하기도 전에 반응하고 있는 듯 보인다. 스트레스 메신저처럼 말이다. 뇌가 인식을 하기도 전에 몸이 반응하는 스트레스.

목이 가장 진실되어 보인다.

표정은 가리면 그뿐이다. 안 되는 이들도 많겠지만 경험과 훈련을 통해서 얼마든지 조정이 가능한 영역이다. 하지만 목은 어떻게 훈련을 해야 스트레스를 받을 때 일어나는 뻣뻣함을 조정할 수 있을까? 불가능해 보인다. 이유는 이 또한 생존 전략이기 때문이다. 뇌가 알아차리지 못하는 위협이 있을 때 목이 긴장하면 위협을 무의식적으로 인식할 수도 있다. 목이 긴장을 하면 어깨가 따라 올라간다. 목이 긴장을 풀면 어깨가 내려간다. 목과 어깨가 긴장 상태로 올라가 있으면 그 형태만으로도 우리는 공격 태세 혹은 방어 태세를 갖추게 된다.

한껏 긴장된 목의 **빳빳한** 조직체는
긴장의 끈이 길어질수록
어깨를 끌어올리고
가슴을 끌어올리고
횡격막을 긴장시킨다.

이 상태는 우리가 스트레스를 느낄 때뿐만 아니라 우리도 잘 모르는 복잡하고 미묘한 마음, 고양된 마음과 풀 죽은 마음까지 눈으로 보이게 한다.
우리의 뒷목이 말을 한다.

얼굴에만 표정이 있는 것이 아니라 목에도 표정이 있다.

감추려야 감출 수 없는 뒷목 표정. 그래서 뒷목 잡는다는 소리가 있는 거다. 뒷목을 잡을 정도면 상황이 얼마나 꼬이고 엉망일까. CST는 손으로 도톰한 살 속에 묻혀 있는 뒷목 표정을 읽어 뒷목을 열어 주고 풀어 주는 스킬이다.
그래야 고개를 제대로 들 수 있다.

머리와 가슴을 이어 주는 길목
목이 좋으면 만사형통

목은 앞목/뒷목/옆목이 있다. 경추는 뒷목을 말한다.

목은 통틀어 머리와 가슴을 이어 주는 다리 역할을 한다.

가슴에서 머리로 들어갈 때 반드시 목이라는 길목을 지나가야 한다. 길목은 그것이 어디든 잘 열려 있어야 통할 수 있다. 목을 통하지 않고서는 머리에서 가슴으로 혹은 가슴에서 머리로 그것이 무엇이든 지나갈 수 없다. 그러니 목이 좋아야 잘 통하고 열려서 만사형통. 좋은 목을 가져 만사형통이면 건강 부자다. 지나가는 길이 시원하면 걸릴 게 없다. 막힘이 없다. 어디로든 잘 열리는 만사형통 목이면 머리도 평안, 가슴도 평온.

거북목, 일자목 목목목. 요즘 목 형태가 매우 자유분방하다.

목이 유연한 C 자형에서 다소 자유로운 패턴을 가지는 것은 건강에 썩 좋지는 않다. 건강하지 않은 자유는 방종이다. 방종은 결국 무질서를 가져온다. 너무나도 자유로워진 목 형태는 건강에 경종을 울린다.

목이 어느 정도 불편할 때는 그저 목을 돌리며 운동을 하면 금방 풀어지기도 하는데 그것도 정도껏 긴장이 있을 때나 가능하다. 이 시대는 내가 바로 인식하지 못하는 긴장과 스트레스 요인이 환경에서 주어진다. 전자파, 매연, 오염, 소음 기타 등등 목을 움츠리게 만드는 요인들이 도처에 깔려 있다. 목이 움츠러드는 것은 일종의 방어 형태다. 추워도 목이 움츠러든다. 움츠러드는 것은 자신을 작게 만드는 방식이다. 동물의 세계에서 목을 움츠리고 있는 것은 결국 나는 약자임을 강자에게 알리는 신호가 된다.

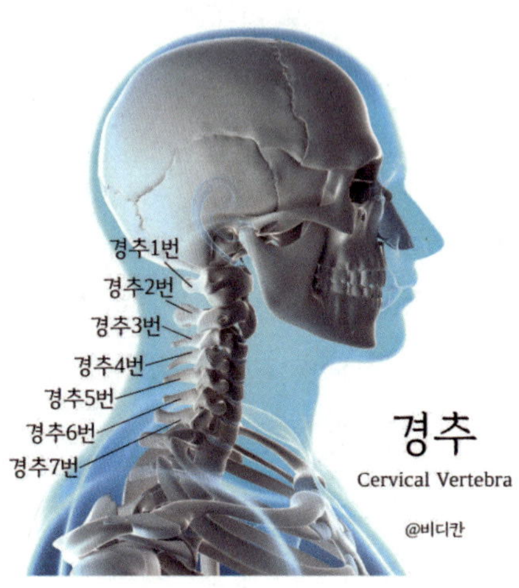

내 뒷목에 뜬 일곱 빛깔 무지개: 경추 7

측면에서 바라본 경추의 모습니다. 경추1번(C1)~경추7번(C7). 하나 하나 세어 보는 것도 경추를 인식하는 데 도움이 될 것이다.

경추에 C라고 쓰는 것은 영어 Cervical Vertebra의 첫 알파벳을 따서이다. CST에서 C1이라고 주로 사용하지만 나도 이제 한국에서 교육한 지 수십 년을 넘기고 있다 보니 영어 명칭을 많이 잊어버리고 한글 명칭에 적응되었다. 아쉽다. 나름 영어였는데 그마저 잊어버리다니. 적응에는 대가가 따르는 법인가. 하나를 얻고 하나는 내주는 등가분의 법칙? 못됐다.

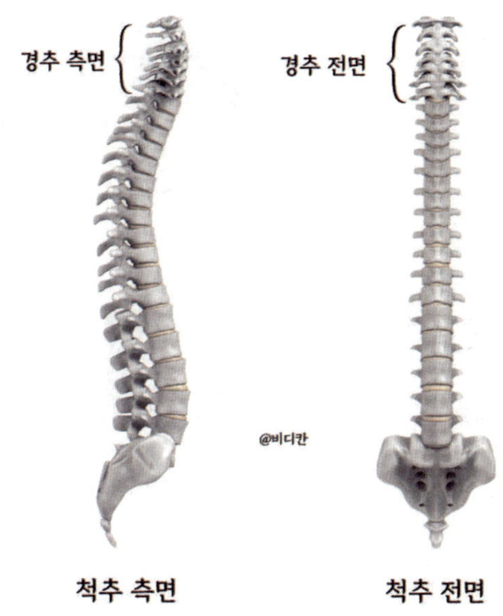

경추 C자 곡선을 사수하는 CST

정상적인 척추 선을 가진 이미지를 가져왔다. 측면에서의 모습과 전방(몸앞)에서의 모습이다. 보는 방향에 따라 보이는 것이 달라져서 해부학적 이미지가 다양하게 필요한 법이고 실제 모형을 보면 한결 편안하게 눈에 담을 수 있다. 측면에서 보이는 경추의 모습과 위치 그리고 전면에서 보이는 경추의 모습과 위치를 파악하자. 측면에서 30~40도 C자 곡선 형태가 정상 범주다. C자 곡선이 사라지면 일자목이 된다.

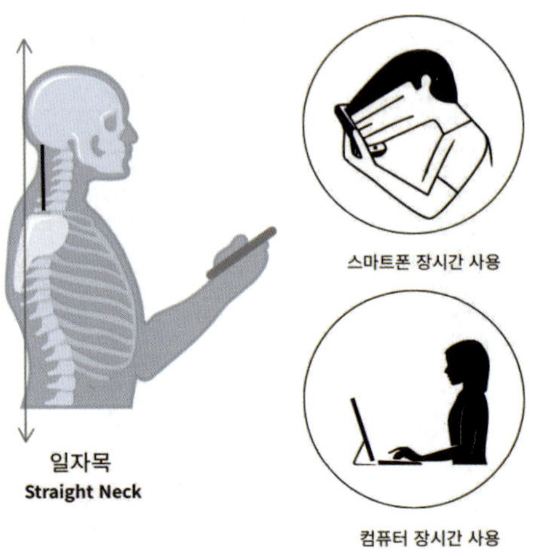

C를 잃어버린 일자목

일자목은 마치 21세기 전염병처럼 보인다. 누구나 사용하는 스마트 폰이 일자목을 만드는 주된 요인이다. 컴퓨터도 장시간 사용하면 일자 목이 되긴 하지만 스마트폰의 위력을 넘진 못한다. 스마트폰이 없으면 불안을 느낄 정도로 현대인들은 스마트폰에 많은 것을 의지한다. 손에 잡고 있지 않으면 손이 닿는 곳에 둬야 안심한다. 스마트폰에 대한 지 독한 집착이 목뼈의 아름다운 C 자 곡선을 잡아당겨 일자로 만들어 버 린다. 대단한 힘이다. 그 힘. CST는 접형골에 쓴다. 접형골은 밋밋한 일자가 되어 버린 경추에 다시 날렵한 곡선을 살려 준다. 일자목은 그 나마 곡선 살리기가 수월하다.

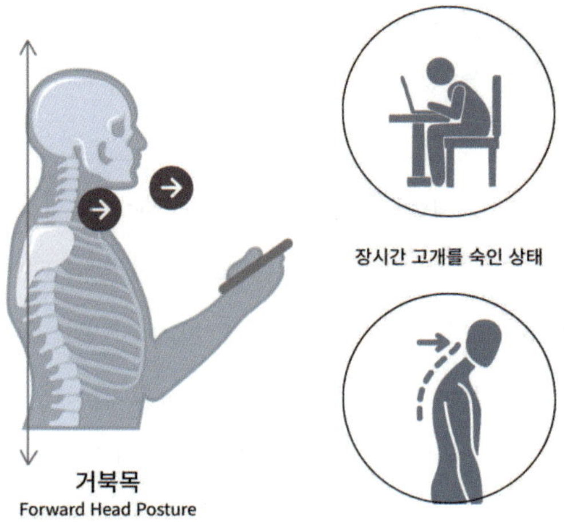

일자목의 진화, 거북목

일자로도 모자라나 보다. 더욱 강력하게 C 자를 목 앞쪽으로 빨아들인다. 잡아당긴다. 뭐가 그리도 흥미롭고 재밌어서 눈을 떼지 못하고 목을 쭉 내밀고서는 힘든 줄도 모르고 몇 시간째. 머리가 감히 어깨선을 벗어나 2~3cm 앞으로 내민다. 거북이처럼 목을 쭉 내민 형태이니 생긴 대로 이름을 붙였다.

C 자 곡선이 또 사라진다. 척추 가장 위층에 살고 있는 경추님들에게서 자꾸만 사라지고 있는 건강한 C 자 곡선.

우리 몸이 곡선의 형태를 가지는 가장 큰 이유는 충격 흡수다. 성인

남자 기준 두개골의 무게는 2.5kg 정도다. 2.5kg을 기본으로 거뜬하게 들고 있으면서 무너지지 않으려면 최소한 30~40도 각도의 커버가 있어야 가능하지 않을까.

직선보다 곡선일 때 무게를 한 번에 받지 않고 분산시킬 수 있다. 근데 이 C 자가 사라지면 머리 무게를 직격으로 목이 받아 내야 한다. C 자 곡선의 역기능. 머리의 무게를 받아 낼 C 자가 사라졌으니 머리 무게는 그대로 경추를 짓누르고 어깨, 팔까지 이어질 것이다. 그리고 인체 연속성의 법칙에 의해 곡선이 사라진 경추를 대신할 보상 패턴이 경추 자신은 물론 척추 전체에서 무의식적으로 진행된다. 이미 증상은 다양하게 일어났겠지만 빈번하게 무시하다 보면 부분에서 일어난 변이가 몸 전체에 일어나도 알아차리지 못한다. 통증이 심각해졌을 때 뭔가를 해 보려 하면 늦은 감이 있다. 그래도 소중한 우리의 몸, 살뜰히 챙겨 다시 C 자 곡선을 되찾아야 한다.

CST는 잃어버린 C 자 곡선을 찾기 위해

몸 전체에 일어난 변이를 큰 그림으로 본다. 하나를 잡아당기면 줄줄이 엮여 나오는 고구마 줄기처럼 그 [하나]를 찾는다. 찾은 하나는 접형골이다. 목에 일어난 대부분의 변이는 일상에서 잘못된 습관과 자세 때문인데 습관과 자세를 고치고 수정했음에도 쉽게 돌아오지 않는 거북목. 그럼 방법을 바꿔야 한다. 접형골을 통해 경추의 무너진 C 라인. 다시 만들어 보자!

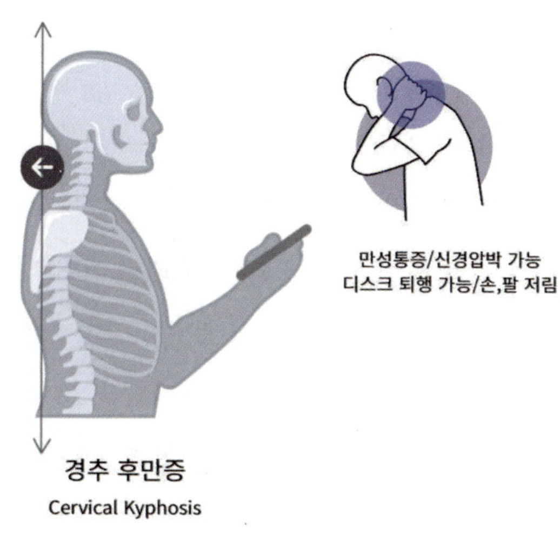

경추 후만증
Cervical Kyphosis

경추 후만증! 깜짝 놀란 거북이가
목을 뒤로 뺀 형국.

턱을 앞으로 밀 듯이 쭉 내밀고 있던 거북목이 마치 뭔가에 깜짝 놀란 듯 목을 뒤로 뺀 형국이다. C 자 곡선이 정반대 방향으로 향한다. C 자 곡선이 사라져도, 너무 강화되어도 안 되는 경추가 이제는 되레 반대 방향으로 밀려서는 C 자 곡선을 뒤집었다. 뭔가가 뒤집어질 때는 분명 큰 충격이 있기 마련이다. 불편하고 불안해서 도망을 가다 막다른 골목을 만나면 별 수 있나 방향을 틀어야 한다. 그래야 살 수 있다. 우리의 생존 본성을 그대로 반영하는 경추선. 모든 변이는 생존의 한 방법이다.

10년 전 교통사고 때문에
뒷목이 아픈 거라고요?

지금까지 여러분께 경추 변이 패턴 중 가장 대표적이고 잘 알려진 3가지 패턴을 안내해 드렸다. 안내된 변이 패턴 이외에도 기묘하게 뒤틀리고 꼬인 경추 패턴도 많다. CST의 정밀한 감지 스킬이 아니었다면 경추에서 일어난 이런 복잡하고도 기묘한 사연을 알지 못했을 것이다. 기묘한 경추 변이에는 강력한 물리적 충격이 존재한다. 예를 들어,

(1) 출생 시 발생하는 압박
(2) 교통사고 후유증
(3) 떨어짐/넘어짐/부딪힘

특히 출생 과정에서 아기의 목은 다양한 방향으로 틀면서 좁은 통로를 빠져나오는데 그 과정에서 상당 수준 목이 압박될 수 있다. 출생 후 모유 수유를 통해 엄마 젖을 빨고 울고 하품하면서 목이 자연스럽게 치유될 수 있다. 하지만 모든 신생아가 태어난 후 모유 수유를 받는 것도 아니고 본능적 욕구를 편하게 표현할 수 있는 것도 아니다.

출생 과정에서 신생아 몸에 가해진 압박을 해소할 자연 치유의 기회를 놓치면 미래의 목 건강은 따 놓은 당상처럼 당연하게 변이되고 통증을 유발하며 무엇이 원인인지 정확하게 알지 못한 채 치유의 헛다리를 짚게 된다. 출생 시 발생한 것을 해소하기 위해서는 출생 시와 같은 몸이어야 한다. 우리의 몸은 더 이상 신생아의 몸이 아니다. 그래서 치유의 헛다리를 짚는다고 한 것이다. 오래 묵은 변이에 대해서는 기존의 어떤 방식도 적합하지 않다. 몸을 다시 신생아처럼 만들지 않고서는 말이다.

다행히 CST는 신생아 때와 같은 몸 상태 감지가 가능하다. 여러분과 같은 성인의 몸에서도, 이제 막 유치원에 들어간 아이의 몸에서도 신생아 때의 젤리 같은 몸 상태를 감지할 수 있다. 다차원적 몸 시스템을 적용하여 신생아 시기의 반액체 몸 상태가 감지된다.

10년 전에 일어난 교통사고 때문에 뒷목이 아프기 시작했다는 것을 알게 되는 것도 다차원적 몸 시스템 감지 스킬 덕분이다. 반액체 상태의 몸을 감지해 보면 질감에 따라 시간선이 보인다. 비교적 최근의 변이(1년 이하), 10년 전, 매우 오래전… 출생 시? 신생아의 몸과 아이의 몸은 부드럽고 말랑말랑하다. 채 굳지 않은 시멘트에 고양이가 사뿐히 걸어가 총총 이쁜 발자국을 남긴 것처럼 아이 때 생긴 선명한 물리적 충격이 도장을 찍듯 꾹 찍혀 트라우마 낙인을 남긴다.

찍힌 낙인이 성장 과정에서도 해소되지 않고 성인기까지 이어지면 굳어 버린 시멘트에 찍힌 고양이 발자국처럼 선명하게 몸속에 남아 있다. CST는 그 발자국을 감지한다.

10년 전 교통사고는 출생 시, 유소아기 때에 비하면 가까운 시일이다. 단지, 그럴 거라 예상치 못해서 난감할 뿐이다. 지금 당장 일어난 사고가 아니다 보니 현재의 통증이 발생한 주된 요인이 될 거라고 누가 상상이나 했겠나.

CST는 교통사고를 당한 후 가까운 시일 내에 가장 필요하다. 이후 별다른 증상 없이 지내다 세월이 흘러 어느 날 교통사고 충격이 나오기 시작할 때에도 CST가 필요하다. 최근 받은 스트레스나 트라우마적 경험 혹은 인간관계에서 오는 갈등이 심화되어 혼란스러울 때 묵은 충격이 약해진 틈을 타 비집고 나온다. 10년의 시간을 단박에 뛰어넘는다. 10년 전의 일이 지금 현재처럼 작동하는 교통사고 후유증. 어떤 시간대에 있어도 CST는 쌓인 시간만큼 다른 질감 속에서 여전히 살아 숨 쉬는 치유 능력을 기어이 찾는다.

오랜 시간을 거쳐 경추를 압박하고 틀고 있는 다양한 변이.
지나온 시간만큼이나 치유 기간이 필요하다.
하지만 CST 스킬은 축지법처럼 시간을 접는다.
그래도 기존 의료 체계의 방식보다는 느릴 수 있다.
느려야 한다. 그래야 안전하다.

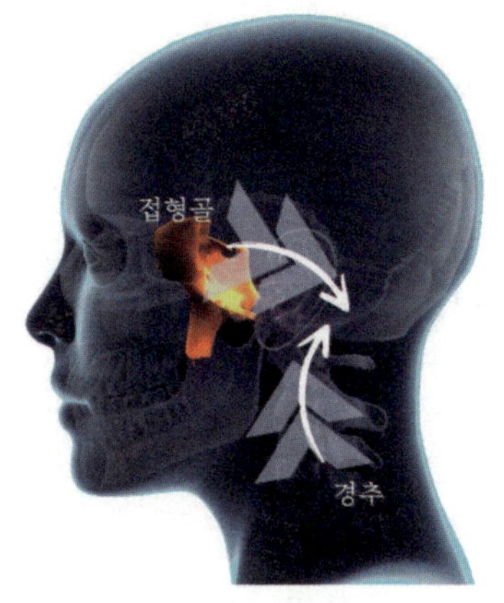

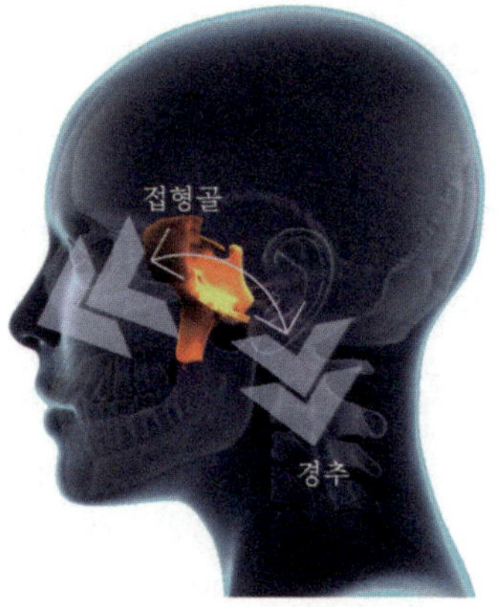

인력과 척력. 인력은 끌어당기는 힘. 척력은 밀어내는 힘.

접형골이 경추를 끌어당긴다.

접형골이 경추를 밀어낸다.

주기적으로 반복되는 접형골의 밀당이

경추의 C 자 곡선을 자연스럽게 만들어 준다.

경추를 바로 세우는
접형골의 힘

접형골은 마치 기중기의 중심축처럼 경추는 물론 척추 하부 천골까지 끌어올리는 가장 강력한 우리 몸 중심부 힘이다. 마치 아코디언처럼 같은 방향으로 모아졌다가 다시 극적인 방향으로 밀려 나간다. 그럴 때마다 아름다운 생명의 멜로디가 만들어진다.

접형골과 경추도 그와 같다. 접형골과 경추는 아코디언처럼 같은 방향으로 수렴했다가 다시 반대 방향으로 극적으로 멀어진다.

접형골과 경추가 만드는 아름다운 생명력

접형골과 경추가 한 방향으로 수렴했다가 다시 반대 방향으로 확장해 나가는 운동성이 아름다운 생명력을 만든다. 아름다운 경추의 C 자 곡선을 만들며 나아가 척추가 가져야 할 S 자 곡선을 창조한다. 결국 접형골은 척추선의 가장 꼭대기에서 아코디언을 조율하는 손처럼 중심선에 배열된 척추선 전체를 조율한다. 경추 변이 형태가 단지 경추에서만 끝나면 경추 자체 교정이 가장 빠르다. 하지만 일자목과 거북목이 만성적이고 경추 후만증으로 이미 오랜 시간 통증을 겪고 있다면 그것은 경추에서만 끝나지 않고 경추 위, 아래 중심선 구조에 영향을 미친다. 가장 큰 영향은 결국 접형골에 발생하는 변이다.

접형골이 경추를 세우는 힘을 가진 만큼 경추를 무너뜨릴 힘도 가졌다. 창조와 파괴는 동전의 앞뒷면이다. CST에서는 다양한 경추 변이 해소를 위해 접형골 스킬을 주로 사용하는데 접형골 감지는 마스터 스킬에 해당하는 만큼 경력이 확실하고 노련한 전문가를 찾아야 안전하다. 접형골은 가진 힘만큼이나 까칠하다. 까칠한 만큼 한 번 마음을 열면 치유의 선물이 쏟아진다. 오래 묵은 뒷목 통증과 불편함은 그 시간만큼이나 그 자리에 고정되면서 다른 곳으로 불편함의 영역을 확장해 간다. 바이러스처럼 불편함이 몸을 장악해 나가는 동안 적응이라는 것이 일어나면 치유가 참 난감해진다. 불편함에 부적응할 때 기회가 생긴다. 접형골이 가진 힘을 충분히 쓸 수 있도록 여러분 몸에 기회를 주어야 한다. CST는 기회의 선택이 만드는 치유의 숨결이다.

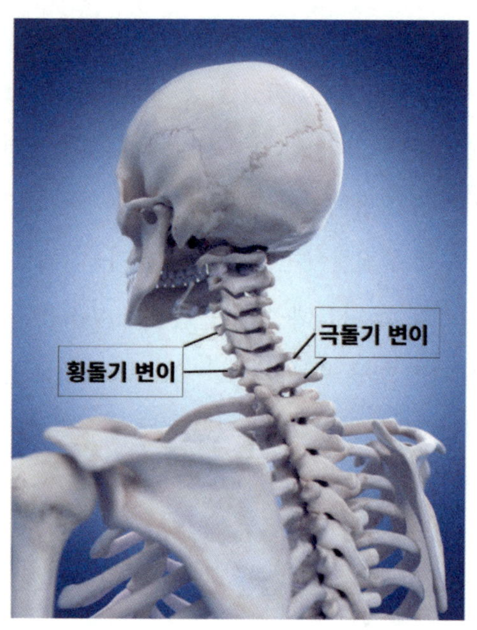

경추 변이의 다양성

경추는 작지만 경추체라는 본체 외에 횡돌기와 극돌기가 있다(위의 이미지 참조). C 자 곡선 회복은 접형골로 충분할 수 있지만 7개 횡돌기와 7개 극돌기가 서로 가까워지고, 벌어지고 틀어지는 변이는 직접적인 경추 접촉 스킬이 필요하다.

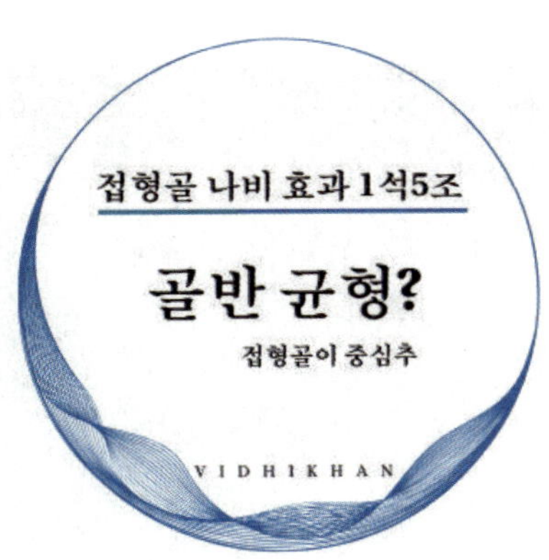

골반은 소중한 꽃송이를 양손으로 소중히 감싸고 있는 형태다.

그 양손은 너무 벌어져도, 또 너무 가까워도 품은 꽃송이는 불편해진다. 숨 쉬기 힘들다. 양손처럼 골반이 적당히 잘 품을 때 건강이 숨 쉰다.

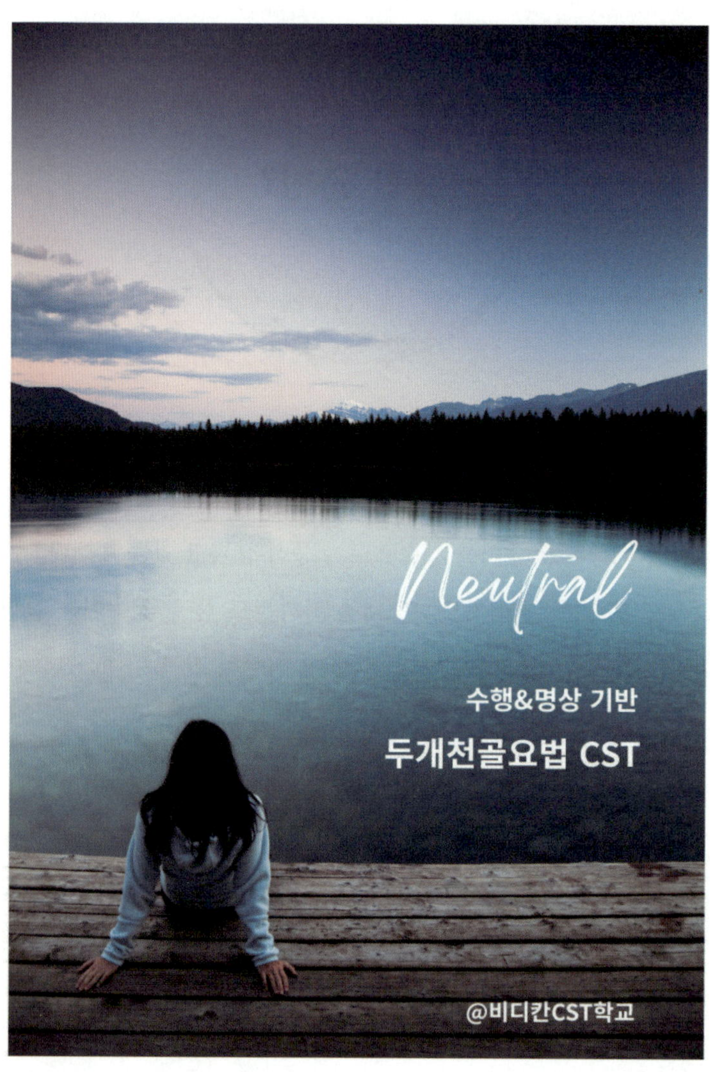

Neutral
수행&명상 기반
두개천골요법 CST
@비디칸CST학교

우리가 다 알지 못했던 골반Pelvis

골반이 틀어져서 통증이 오고, 골반이 틀어져서 다리 길이가 다르고 이런 이야기, 일상에서 어렵지 않게 들을 수 있다.

허리 바로 아래 양쪽에 있는 것이 골반이고, 그 위로 양손을 턱 올려놓으면 멋진 포즈가 만들어진다. 그 골반이 어째서 저쪽 머리에 있는 접형골과 연관이 있다는 걸까? CST는 대증 치유증상 중심 치유가 아니다. 증상을 집중적으로 치유하는 것은 현대 의학이다. 자연치유는 증상이 일어나는 조건과 조건을 만드는 구조와 환경을 개선하는 것이 목적이다. 골반에서 일어나는 다양한 구조 변이와 통증 등은 크게 보면 골반에 1차적으로 직접 가해진 물리적인 충격이 아니라면, 천골 변이와 접형골 변이에서 근원적 요인을 찾을 수 있다. 틀어진 골반을 교정하는 스킬을 받아 교정을 해도 자꾸 틀어지는 경우가 있다. 그런 경우는 골반 자체에서 일어나는 문제 이외에 골반을 틀어지게 하는 더 큰 힘이 다른 곳에서 작용하고 있음을 알아야 한다. 골반에 집중된 교정과 캐어가 제대로 기능하지 못한다면 눈을 더 크게 뜨고 몸 전체를 살펴야 한다.

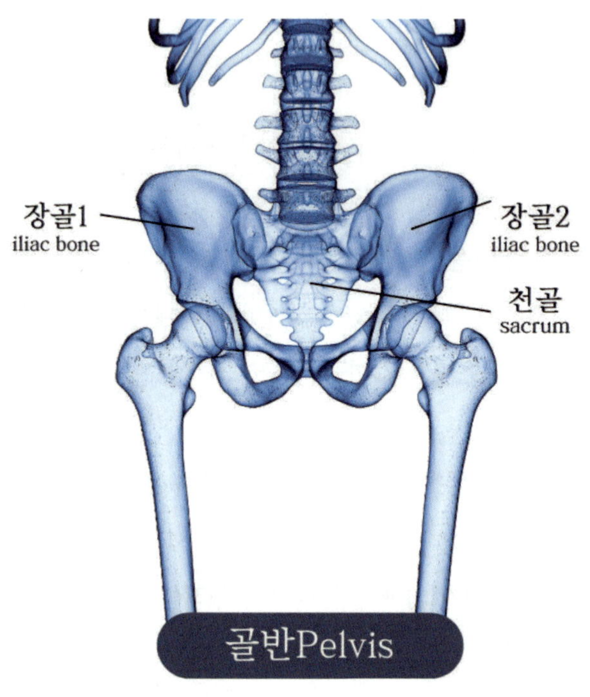

골반은 1개의 천골과 2개의 장골로 이루어진 구조다.

1개의 두리뭉실한 엉덩이뼈가 아니다.

우리가 다 알지 못했던 골반의 구조.

구조를 알아야 기능이 보인다.

1개의 중심축과
2개의 바퀴로
움직이는 골반

골반이 좌우 균형이 맞으려면 1개의 중심축이 중심에 있고, 2개의 바퀴 역할을 하는 장골이 좌우로 나란히 배열되면 된다. 이 간단한 공식이 어긋나는 것은 무엇 때문일까. 이유 또한 간단하다.

골반 변이의 주된 요인

(1) 1개의 중심축 천골의 변이
(2) 2개의 바퀴인 좌우 장골 변이

척추 중심선의 가장 하단에 위치하고, 두개천골계의 가장 아래에 자리 잡은 천골은 중심선이라는 수직선에서 닻처럼 앵커링 역할을 한다. 닻이나 추처럼 중심선을 감각적으로 감지하고 재어서 다시 중심으로 되돌아가는 역할을 하는 천골. 이것은 우리 몸 중심선에 위치한 한 개의 구조가 가진 대표적인 기능이다. **중심선으로 되돌아가는 힘.**

그 힘이 제대로 발휘되지 않는 심각한 충격/사고/압박 등이 발생한 후 해소되지 않는 경우 좌-우에 한 쌍으로 위치한 2개의 구조(장골)가 틀어진 중심을 최소화하려고 작동한다.

2개가 한 쌍으로 움직이는 구조가 중심을 찾아가는 메커니즘은 우리 대뇌가 이해하는 방식의 건강이 아니다. 중심이 안 맞으면 좌-우에서 한쪽으로 기울어진 저울처럼 어떻게든 균형을 맞추려 좌우를 휘적이 며 중심을 잡아야 하는데… 매우 이상하고도 묘한 방향으로 오히려 더 틀어지는 경우를 많이 본다. 그러다 보니 [골반이 틀어졌다고 해서 교정을 받았는데 받았을 때는 딱 맞더니 버스 타고 오는 동안 다시 틀어졌다]라는 우스갯소리가 생겼다. 중심을 찾아가는 과정에서 우리 몸은 인지 오류처럼 매우 이상한 방식으로 움직여 가는 것을 본다.

약을 먹었으면 나아야지.
열심히 공부했으면 성적이 잘 나와야지.
돈이 많으면 행복해야지.

과연 그럴까?
우리 삶은 대뇌가 당연하다고 여기는 것들을 당연하게 만들지 않음으로써 대뇌 경직성을 유연하게 만들어 준다. 더 많은 다양한 가능성에 눈을 뜨고 마음을 열어 일어나는 것을 있는 그대로 받아들이는 태도. 바로 치유를 위한 태도이다.

중심이 틀어졌으니 중심을 잡으면 되고 좌우가 틀어졌으니 좌우 배열을 잡으면 되는데 이토록 쉬운 것이 몇 년이 걸리고 쉽지 않은 이유는 우리 몸은 기계 부품이 아니기 때문이다.

골반 변이를 기계처럼 교정할 수 있는 시기가 분명 있다. 그 시기가 넘어가고 변이 패턴 지속이 길어질수록 우리 몸도 그 틀어짐에 적응해 나간다. 그리고 받아들인다. 바로 항상성의 역기능이다. 항상성은 늘 건강에만 초점이 맞추어지지 않는다. 항상성의 관심은 오로지 생존이다. 틀어진 변이 상태가 건강하지 않음에도 적응해서 받아들이면 당장 생존에 위협한 요소로 인식되지 않아 오히려 새식구로 받아들이게 된다.

불균형의 적응
교정은 더욱 어려워지고 변이는 더욱 굳어진다.

골반을 직접적으로 교정하는 스킬과 CST 스킬은 다르다. 골반에 직접적인 충격이 가해져 일어난 변이의 경우 직접 교정술이 적합할 수 있다. 하지만 CST에서 다루는 골반 변이는 출생 시 발생하는 미묘한 골반 변이에서부터다.

CST가 필요한
복합성 골반 변이

(1) 출생 시 발생할 수 있는 골반 변이

(2) 성장 시 발생한 골반 변이

(3) 성인기까지 이어진 골반 변이

즉 매우 미묘하지만 매우 오래된 그래서 사춘기나 성인기에 변이가 확실히 드러나는데 변이 해소가 쉽지 않아 변이 상태가 지속적으로 유지되는 상태. 이런 경우는 일반의 골반 교정술보다 CST 스킬이 더 안전하게 적용될 수 있다. 이유는 골반 변이가 더 이상의 골반 문제로만 머무는 것이 아니라 천골-척추선-어깨-목-후두골-접형골-측두골-턱 변이로 이어질 수 있기 때문이다.

하나의 불편함이 하나로 머물 때는 직접 스킬이 빠르다.

하지만 불편했던 하나가 몸의 연속성을 통해 시간이 지나면서 다양한 불편함으로 이어졌을 때는 CST와 같은 통합적 스킬이 유용하고 효율적이다. 단 치유의 속도는 느릴 수 있다. 하나가 아니라 여럿이니까. 하나가 교정되면 이어진 다른 하나가 불편함을 유지시키는 역항상성이 작동되면서 속도가 느려질 수 있다. 속도는 느려도 안전하다.

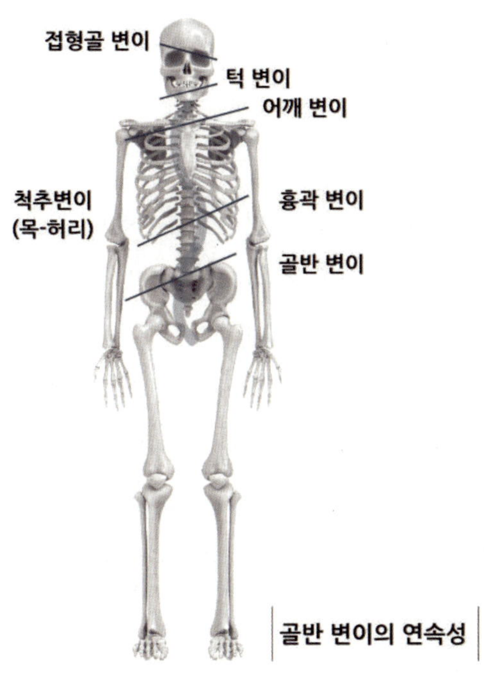

몸에게 다시 원래의 상태로 회복할 수 있는 가능성을 인식할 수 있도록 충분한 시간을 줄 수 있고 역항상성 현상으로 인한 다소 까칠한 치유 과정이 부드러워진다.

강하게 고치면 강한 반발과 저항이 생긴다.
부드럽게 일어나는 변화는 언뜻 느려 보여도 가장 강하다.

접형골 중심이
2개의 골반 날개를 펼친다

CST는 골반 변이 하나에만 머무는 단순 변이는 물론 변이가 골격계 전체로 확장된 복합성 골반 변이까지 다룬다. 변이가 몸 전체에 동시 다발적으로 일어나 있어 복잡하고 손을 많이 써야 할 것 같지만 우리 몸은 의외로 단순하다. 골격계 하부를 탄탄하게 받쳐 주는 골반은 척추선을 따라 쭉 올라가면 결국 머리 꼭대기 접형골에서 만난다. 접형골 중심축에 따라 골반은 무의식적인 조율을 한다. 균형을 맞추기 위한 하나의 군무인 셈이다. 손가락 끝에 연필 한 자루를 올려놓고 쓰러지지 않게 세우려면 어떻게 할까? 연필이 넘어지지 않고 손가락 끝에서 제대로 서려면 우리는 쉴 새 없이 손 전체를 앞뒤와 좌우로 움직이며 중심을 찾는다.

연필이 바로 접형골이고
골반은 중심을 유지하기 위해 앞뒤와 좌우로 움직이며
자기도 모르게 중심을 찾아가는 손과 같다.

중심을 지키려는 감각적 본능이
만드는 기묘한 변이 현상

이것은 감각이다. 감각적으로 중심을 찾아간다. 대뇌가 생각할 틈도
없다. 무의식적으로, 비자발적으로 중심을 찾아가는 것은 본능과 같
다. 중심을 찾아가는 무의식적, 본능적 감각이 만든 변이는 대뇌가 예
상하는 것보다 더 묘한 방식일 때가 많다. 많은 변이 패턴을 수십 년 바
라보면서 우리 몸은 그 자체로 창조자처럼 보였다. 파괴자처럼 굴지만
결국 목적은 우리가 넘어지지 않고 서게 하는 것이다.

기묘하게도 틀어지면서도 넘어지지 않도록 꼬아
결국 우리가 무너지지 않도록 지키는 형국

중심에서 멀어지는 듯 보여도 우리가 헤아리지 못하는 몸의 계획이
다 있는 법이다. 몸의 법대로 움직여 가는 중심 찾기 방식은 언제 보아
도 기묘하고 신박하다. 예상을 뛰어넘는다. 하여 기계적인 접근으로는
복합적 골반 변이를 쉽게 해소할 수 없다. 왼쪽으로 올라갔으니 내려
주면 되고 오른쪽으로 돌아갔으니 왼쪽으로 돌리면 되는 단순한 기계
적 접근은 잘못된 자세와 최근의 물리적 압박이나 충격에 의한 변이 해
소에 적합하다.

중심 찾기를 위해 생긴 변이이므로,

중심을 찾으면 변이가 해소된다.

CST 필드에서 우리 몸의 중심은 접형골이다.

중심 감각의 본체, 접형골.

접형골이 중심에서 머리카락의 1,000분의 1mm 정도만 틀어지고, 왜곡되어도 몸속을 가득 채우고 있는 신경체 감각은 단박에 그 왜곡 현상을 인식하며 몸 전체를 동원해서 적당한 균형을 잡는다. 이 미묘한 중심 찾기 움직임은 몸 중심선을 기준으로 몸 전체에 일어나며 몸 중심선의 가장 꼭대기에 접형골이 있다. 몸속에서 일어나는 이 미묘한 움직임을 우리는 결코 인식하지 못한다. 우리도 모르는 사이 이 미미하고 미묘한 움직임이 턱을 틀어지게 하고, 목을 불편하게 하며, 좌우 어깨 높이가 달라지면서, 가슴이 답답해지고, 허리가 압박을 받으며, 천골이 틀어지고, 골반이 그에 대응하며 특정 방향으로 움직이게 된다. 우리도 모르는 사이 몸은 몸의 법대로 접형골 기준 중심선이 무너지지 않도록 긴밀하게 움직여간다. 우리가 느낄 정도면 이미 시간이 꽤나 경과되었다는 것이고, 시간이 경과된 만큼 왜곡은 몸에 자리를 잡게 된다. 일단 몸에 자리를 잡은 왜곡 패턴은 쉽게 교정되지 않는다. 이유는 딱 딱하기 때문이다.

그래서 기계적인 교정술은 적합하지 않을 수 있다. 당장은 교정되는 듯 보여도 다시 딱딱해진다. 그만큼 왜곡 패턴이 오래 묵었다는 것이다. 중심 감각 또한 딱딱하여 더 이상 기능하지 못할 수 있다.

CST 스킬의 핵심은 바로 오래 묵은 왜곡 패턴의 뿌리를 녹이는 것이다. 부드럽게 말랑말랑해지면 다시 중심 감각이 회복되고 그 감각이 본능처럼 작동하며 자연스럽게 몸의 법대로 중심을 찾아간다. 일어난 모든 변이를 하나하나 수정하지 않는다. 중심의 핵심인 접형골이 중심을 찾으면

턱이 편안해지고
목이 편안해지고
어깨가 편안해지고
가슴이 편안해지고
허리가 편안해지고
천골이 편안해지고
골반이 편안해진다.
그리고 내가 편안해진다….

편안해지면 부드러워진다. 부드러워지면 통로가 생긴다.

통로가 생겨야 흐른다. 생명의 형질이 흐르는 몸의 상태는 그 어떤 변이에도 중심을 지키는 감각이 살아 있기 마련이다.

골반에 있는 별별 변이

천장골_꼬리뼈_고관절 변이

골반은 2개의 장골과 1개의 천골뿐만 아니라 천골 가장 아래 2~4개의 미골(꼬리뼈)이 있고 골반과 천골이 관절하는 천장골 관절이 있다. 또한 가장 잘 알려진 고관절이 있다. 골반이 틀어지는 의외의 변수는 바로 천장골 관절/꼬리뼈/고관절에서다. 골반에서 일어난 별별 변이. 그 주체를 잘 알아야 골반 변이, 제대로 치유 가능하다.

천장골 관절 변이

천골과 장골이 관절하는 천장골 관절. 천장골 관절이 자연스럽게 열리는 경우는 출산을 할 때다. 출산 후 열린 천장골 관절이 제자리로 돌아가지 않으면 엉덩이에서부터 허리까지 긴장이 되고 풀리지 않는 경직된 긴장은 통증을 유발한다. 천장골 관절이 틀어져서 발생하는 골반 변이는 골반(장골)이 아닌 천골 크라니얼 모션을 통해 해소하는 것이 효율적이다. 중심선에 있는 1개의 구조가 제자리로 돌아가면 그 옆으로 존재하는 2개의 구조는 적당한 수준으로 조율해 간다.

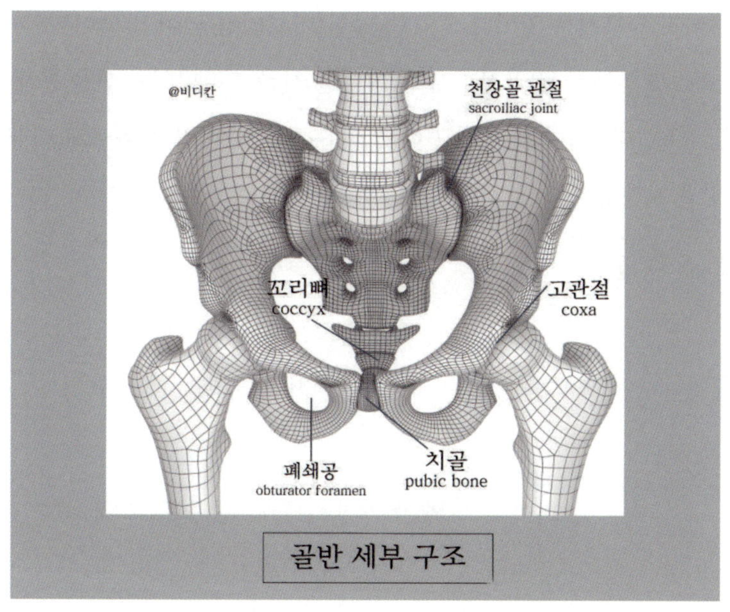

골반 세부 구조

꼬리뼈 변이

엉덩방아를 찧는 게 우리 몸에 큰 충격이 되는 것은 자칫 꼬리뼈를 다칠 수 있기 때문이다. 꼬리뼈는 추와 같다. 추는 흔들흔들하면서 중심을 잡아 주는 역할이다. 척추 선 가장 하부에 존재하는 꼬리뼈는 추처럼 중심을 측정하는 역할을 하더라. 근데 그 추가 부서지거나 안으로 말려 들어가면 중심선 배열이 힘들어진다. 꼬리뼈를 다친 후 제대로 치유되지 않은 경우 오랜 시간에 걸쳐 변이 패턴이 진행된다. 중심선을 타고 척추 최상부 접형골과 사골 변이로도 이어지는 것을 보았다. 이것은 무서운 일이다. CST는 낙상(미끄러짐/넘어짐/떨어짐) 기타 사고로 발생한 미골 골절과 말림 변이를 천골 크라니얼 모션을 통해 감지, 해소한다. 이미 늦었다고 해도 치유하는 것이 가장 빠르게 미래의 건강을 보장한다.

쇠막대기처럼 꽂힌 고관절 변이

다리뼈와 장골이 관절하는 부위가 고관절이다. 고관절은 마치 공이를 딱 끼워 넣는 듯한 형태여서 잘못 낀 공이라면 빼기도 참 어려운 구조처럼 보인다. 고관절 변이가 그래서 큰 통증을 일으키는 걸까. 구조적 특성상 둥근 대퇴부 골두가 그 형태에 딱 맞게 제작된 관절부에 접한다. CST를 하면서 수많은 타입의 기묘한 변이 패턴을 보았는데 고관절 변이는 참 남다르더라. 전혀 예상치 못한 방식의 변이에 경외감마저 들던데 그 경외감은 결국 우리 몸의 고생길이 된다. 가장 인상적이었던 고관절 변이는 대퇴부 골두가 관절부에 딱 꽂힌 듯 꼼짝도 안 하는 거였다. 마치 쇠막대기를 땅에 꽂은 형국이랄까. 몸에 이런 형태가 있다면 어떻게 될까. 일제 강점기 때 일제가 대한민국 기맥을 끊는다고 산에다 말뚝을 박았다. 그와 같이 고관절이 쇠막대기처럼 박혀 있다면 우리 몸은 어떻게 될까. 마치 기맥이 끊어진 것처럼, 몸 하부와 상부가 제대로 연결되지 않는다. 쇠막대기처럼 대퇴부 골두가 꽂힌 관절부는 압박으로 인한 압박통이 생긴다. 물론 순환이 어려워 그로 인한 수많은 불편함이 야기된다. 하지만 이 또한 해소가 가능하니 안심하시라. CST는 몸에 박힌 쇠막대기 또한 몸속의 물, 체액을 통해 부드럽게 만들어 끝내 둥둥 뜨게 한다. 그게 CST의 핵심 치유 스킬. 비디칸의 스페셜리티.

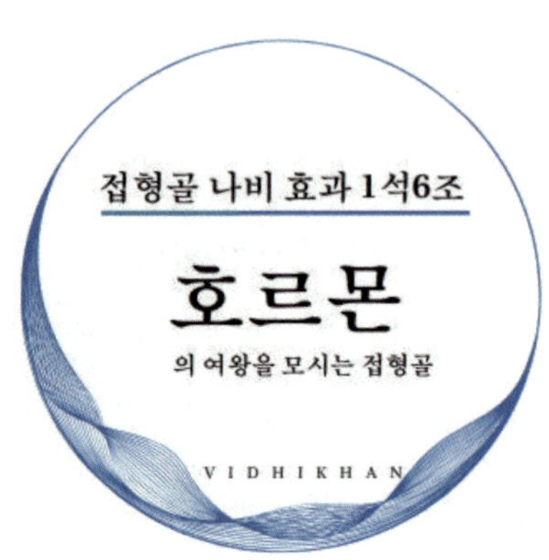

인간은 사고하는 유일한 동물이라고 인간 스스로 대단한 자부심을 가졌다. 그것은 대뇌피질이 제대로 작동할 때다.

우리는 사춘기를 겪으면서 신체의 급격한 변화는 물론 마음까지 송두리째 흔들린다. 갱년기가 되면 또 어떤가. 남성과 여성을 구분치 않고 몸과 마음의 변화로 흔들린다. 때가 되면 일어나는 이런 몸과 마음의 격변은 대뇌피질이 주도하는 것이 아니라 대뇌변연계가 주도한다. 대뇌변연계 속 호르몬 전쟁을 겪을 때마다 [인간은 생각하는 동물]이 아니라 생각대로 되지 않는 동물이 된다. 그것은 매우 자연스럽다.

이 자연스러움 앞에 겸허해진다.

호르몬이란?

호르몬 또는 내분비물은 체내에서 만들어지고 작용하는 화학 물질의 일종이다. 특정한 신체 기관에서 만들어져 혈액을 타고 전달되어 특정한 다른 기관의 기능을 촉진하거나 억제하는 것으로 몸의 여러 생리 작용들을 조절한다.

호르몬은 일종의 시그널로 기능하는 듯 보인다. 각 호르몬이 가진 화학 물질은 신호등 같다. 신호등은 3개의 컬러, 빨강/파랑(초록)/노랑(주황)으로 단순하게 말을 한다. 멈추시오, 가시오, 우회하시오. 차와 사람 쌍방향 모두에게 같은 메시지를 준다.

같은 컬러, 같은 메시지. 질서가 만들어진다.

호르몬은 신호등처럼 필요한 곳으로 가서 분명한 뜻을 전한다. 멈추시오, 가시오, 우회하시오 기타 등등.

호르몬은 만들어지는 장소에 따라 달라진다. 전혀 다른 화학 물질, 전혀 다른 메시지. 다른 장소, 다른 호르몬. 몸은 참으로 다양한 소통 수단을 가졌다. 이 소통 방식이 교란되어 오해가 생기면 질서가 무너지는 것은 한순간이다.

호르몬은 양날의 검이다. 잘 쓰면 웬만해서는 건강 안 할 수가 없지만 잘못 쓰면 한순간에 몸과 마음에 대혼란이 일어난다.

그런 대참사를 막아 주고 예방하기 위해서는 호르몬의 안정이 필요하다. 호르몬이 안정되어야 건강의 메시지가 제대로 전달된다. 뜻이 잘 전달되어야 소동과 혼란 없이 몸속 체내 환경은 적당한 균형과 질서가 유지될 수 있다.

항상성이란?

적당한 균형과 질서.

이것을 항상성이라 부른다. 항상성은 몸 안에만 국한된 것이 아니라 몸 밖 외부 환경과의 관계에서도 온다. 그래서 항상성은 신경계와의 탄탄한 공조가 필요하다. 신경계는 외부의 정보와 내부를 연결해 준다. 몸 안팎 상황에 대해 신경계에 저장, 기록되는 거대한 정보의 물결 속에서 균형과 유지에 필요한 화학 물질을 적재적소에 방출하여 질서를 잡는 기능. 호르몬이 한다.

호르몬의 안정은 건강의 핵심 키워드가 된다.

역항상성이란?
치유를 거부하는 트라우마 항상성

적당한 균형 상태를 유지하는 것을 의미하는 항상성은 아이러니하게도 이상적으로 일어날 때는 건강 상태 유지가 가능하지만 강렬한 트라우마를 경험한 이후에는 항상성이 트라우마에 맞게 일어나는 기막힌 현상이 일어난다.

트라우마가 건강의 힘을 압도할 정도로 강하다면 오히려 트라우마 상태를 지속하는 항상성이 작동된다. 즉 트라우마화된 상태를 유지하려는 습성이 생긴다는 뜻이다. 이것을 나는 [역항상성]이라고 부른다. 항상성의 역기능이다. 강렬한 트라우마나 쇼크를 겪고 나면 호르몬계(내분비계)와 신경계는 엄청난 혼란과 무질서 상태를 경험하게 된다.

혼란이 진정되고 무질서가 회복되면 트라우마는 더 이상 건강을 위협하는 수준이 안 된다. 하지만 극복할 수 없는 트라우마의 경우 — 죽을 뻔한 경험/사건/사고 기타 — 는 **건강을 회복하려는 힘보다 트라우마 상태를 유지하는 힘이 더 강하게 작동**하게 된다.

그러면 안 되는 줄 아는데 그렇게 된다. 그것이 트라우마 치유가 어려운 이유 중 하나다. 호르몬-신경계까지 트라우마에 압도되어 건강의 메시지를 만들거나 받아들이지 못하게 되고, 트라우마에 잘 맞는 메시지만을 선택적으로 만들고 받아들이는 시스템이 된다. 트라우마화된 몸 시스템을 원래의 상태대로 복원하기 위해서는 항상성의 역기능에 대한 인식과 이해가 필요하다. 자연스러운 항상성의 기능을 잃어버린 몸에게 [이렇게 하면 이렇게 좋아져야 되는데 왜 좋아지지 않고 오히려 더 통증을 만들고 사람을 불편하게 하지?] 하지 말자.

거꾸로 돌아가고 있는 시계는 그게 정상이다. 몸이 트라우마를 정상으로 인식하는 순간부터 건강은 찬밥 신세가 되는 거다. 몸은 기계가 아니다. 생존 우선주의라는 몸의 본능이 항상성의 역기능이 만든다. **죽을 것 같은 위급한 상황이나 죽을 뻔한 경험을 하게 될 때 몸은 건강의 기능을 꺼 버리고 생존 버튼만 선택**하는 것으로 보인다. 일단 살려고 끄기는 했는데 다시 켜기가 어려운 상황이랄까.

다시 켤 수는 있을까? 어떻게 켤 수 있을까?

트라우마 생존자: PTSD 치유

비디칸은 항상성의 역기능을 트라우마 치유 과정에서 몸을 통해 배웠다. 몸은 어떤 상황에서도 생존이 목적이더라. 호르몬-신경계도 트라우마에 압도되어 건강을 잃을지언정 일단 살아야겠다는 일념으로 자신들의 고유 기능을 놓아 버리고 생존으로 수렴한다. 결과는 끔찍할 정도지만 생존만큼은 성공한다.

이어 PTSDpostraumatic stress disorder; 외상후 스트레스 장애라는 이름으로 호르몬-신경계가 항상성의 고유 기능을 놓아 버린 결과의 책임을 묻는다. 몸-마음이 분리되고 몸과 마음이 따로 놀며, 갖가지 증상과 불편함이 앞다투어 괴롭힌다.

비록 살아남기는 하였으나 삶의 질이 나락으로 떨어진 트라우마 생존자(?)들은 하루하루가 불편하고 힘들다. CST는 트라우마로 뒤통수를 세게 얻어맞은 듯한 호르몬-신경계를 정신 차리게 만드는 스킬을 가지고 있다. 치유는 둘째치고 일단 정신을 차려야 자신이 누구인지, 무엇을 해야 하는지를 알게 된다. 정신이 돌아와 평온해지면 호르몬-신경계는 다시 통합될 수 있다. 이어 몸은 몸의 시간에 맞게 회복을 진행한다.

호르몬의 여왕, 뇌하수체

몸의 시간은 우리가 기대하는 것과는 전혀 다르게 흘러간다. 충분히 기다리고 가만히 있을 필요가 있다. 조급한 마음은 치유의 방해자다. 노력한 만큼 몸과 마음이 속도감 있게 따라오지 않는 듯 보여도 미시적 관점에서 몸은 노력에 응답할 때를 기다릴 뿐이다. 그래서 CST가 트라우마 치유에 제격이다.

특히 호르몬-신경계 통합체는 다시 고요해지고 진정될 때까지 애간장이 녹아도 모르는 척, 더디고 느릴 수도 있다. 그 속도를 CST가 따라간다. CST의 치유 원리는 부분이 전체를 반영한다는 프랙털 이론과 홀로그램 이론을 따른다. 전체를 반영할 수 있는 핵심적인 한 부분을 통해 전체의 회복과 치유를 이끄는 스킬. CST는 호르몬계 위계질서의 최상위에 있는 대뇌변연계 속 뇌하수체를 통해 전체 호르몬계의 진정과 안정을 가져온다. 부분을 통해 전체와 연결된다.

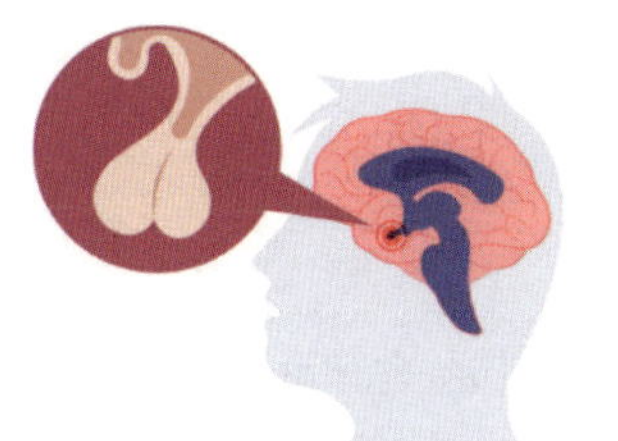

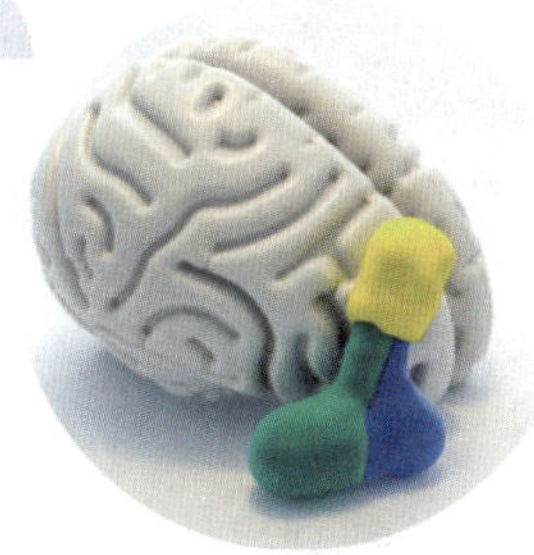

위의 이미지에서 보이는 것처럼 뇌하수체의 해부학적 위치와 이미지는 외부에서는 전혀 볼 수 없는 뇌 속이다. 내 코 바로 뒤, 머리 중앙에서 소리 소문 없이 마치 몸속을 훤히 꿰뚫어 보듯 건강의 균형과 질서를 위한 통 큰 화학적 메시지를 호르몬을 통해 보낸다. 물론 이 모든 진행 작업은 대뇌변연계 속에 함께하고 있는 시상하부를 통한 신경계와의 연계가 있겠다. CST는 각각의 구조가 가진 개별적 생리적 기능을 일일이 알 필요는 없다. 구조적 장소와 위치를 파악하고 기본적 기능을 아는 것만으로도 충분하다.

"해부학을 잘 안다고 CST를 잘하진 않는다."

CST는 결국 손의 감지 능력이다.

머리로 해부학을 지식으로 쌓고 안다고 한들 손으로 알지 못한다면 CST를 할 수 없다. 해부학이 재밌고 관심이 있어 열심히 공부하고 싶다면 말리진 않겠다. 머릿속에 든 것이 많을수록 손 감각의 순수성이 떨어지는 내 경험이 이런 잔소리를 하게 만든다. 나도 이젠 나이가 들었나 보다.

뇌하수체의 안정은 인체의 가장 안정적인 생리 작용을 가져오는 것으로 보인다. 더불어 대뇌변연계라는 공간 후방 벽 쪽에 위치하고 있는 송과체는 뇌하수체와 함께 인간의 정신적 영역을 미묘하게 관여하고 있는 듯 느껴진다. 그 이유는 트라우마/충격/스트레스를 지속적으로 경험하고 있는 몸 시스템은 머리 정중앙 대뇌변연계 전-후방이 휘청이듯 흔들리는 스윙 현상이 공통적으로 발견되었기 때문이다. 이것은 전방 뇌하수체와 후방 송과체가 불안정한 상태임을 나타내며 이 불안정은 원인을 정확히 알 수 없는 불안증/불면증/우울증/공황 발작/야뇨증/조울증 기타 평온한 일상을 깨는 증상을 가져온다.

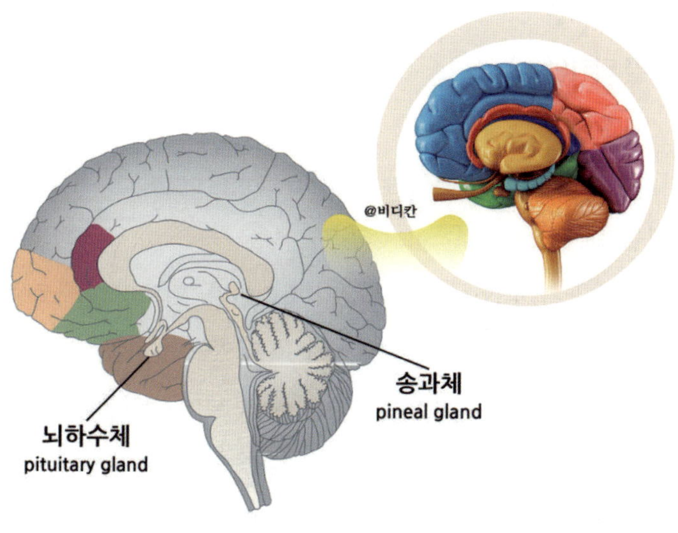

　뇌하수체와 송과체에서 분비하는 호르몬이 무엇이냐가 중요한 것이 아니다. CST에서는 뇌하수체와 송과체의 위치와 장소의 안정과 안전이 중요하다. 뇌하수체가 있어야 할 곳에 있고, 그곳이 편안하다면 크고 가벼운 증상이 있어도 회복이 가능하다.

　항상성이 제대로 기능하게 된다. 하지만 증상이 당장은 없어도 뇌하수체가 있어야 할 곳에 있지 않고, 있어야 할 곳이 불편하다면 몸 전체의 건강은 장담할 수 없게 된다.

뇌하수체의 집

접형골 터키안

그렇다면 뇌하수체가 있어야 할 그곳.

어디일까?

접형골이다. 접형골이 이러니 신기한 것이다. 인체의 다채로움이 모조리 집약된 구조랄까. 뇌하수체까지 품고 있는 접형골. 얼마나 귀하길래 꽁꽁 숨겨 놓은 듯 접형골 본체 안에 쏙 넣어 두었을까. 캥거루 엄마가 새끼를 숨겨 놓은 주머니 같다.

접형골이 뇌하수체를 품고 있는 그 특별한 공간을 해부학적으로는 터키안sella turcica이라 부른다.

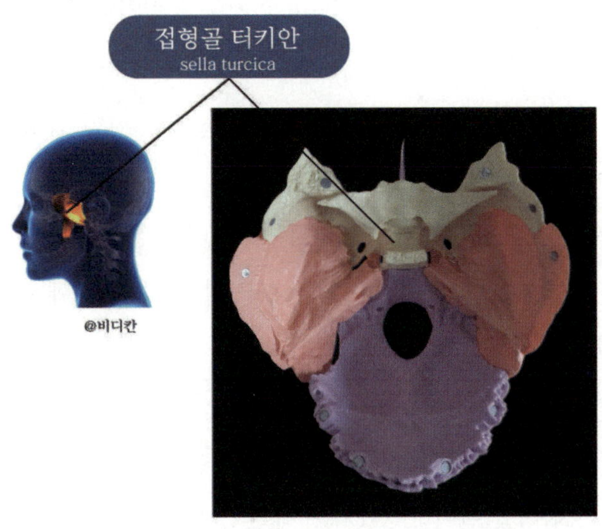

이미지에서 보이는 바와 같이 눈을 담고 있는 안와의 뒷벽을 구성하고 있는 접형골. 접형골체 바로 중앙에 움푹 들어간 말 안장 같은 공간, 터키안에 뇌하수체가 담긴다. 결국 뇌하수체가 편안해지기 위해서는 뇌하수체를 담고 있는 그곳, 접형골 그 공간이 편안해야 한다. 터키안의 평안은 접형골이 제자리에 있을 때 가능해진다. 비디칸은 **[접형골의 미묘한 위치 이탈 상태인 변이 패턴을 감지하는 CST 마스터 스킬]**을 발전시켜 왔다. 덕분에 접형골 변이 해소가 가능해졌고 그로 인해 의료계의 사각지대에서 치료법을 찾지 못해 고통받는 분들에게 치유 가능성을 확장시켜 줄 수 있게 되었다.

접형골이 중심에 있으면 우리 몸-마음 모두 무탈하다. 하지만 접형골이 이리저리 미묘하게 밀리고 틀어져 있으면 뇌-신경-호르몬-면역계는 어쩜 그리도 맞장구를 잘 치는지 우리도 모르는 사이 접형골 변이 패턴과 동기화 작업을 실행한다. 접형골이 틀어진 같은 방향 혹은 정반대의 방향으로 결을 같이하거나 혹은 재치 있게 결을 반대 방향으로 틀면서 나름 균형(?)을 맞추려 한다. 균형을 찾아가는 과정에서 우리는 감기, 몸살을 겪을 수도 있고 여기저기 통증을 가질 수도 있다. 결국 잘 쉬고 몸의 소리에 제때 대응하면 원래 건강한 상태로 회복이 된다. 접형골의 다양한 변이 패턴에 대해서는 곧 다루게 될 것이다. 지금 현시대에서 보는 접형골 변이는 CST가 시작된 1980년대 후반보다 훨씬 복잡한 양상으로 변해 왔다. 그만큼 우리의 삶이, 우리의 사회가 복잡하고 빠르게 변해 가고 있다는 것이다. 그 속에서 접형골이 중심에 있을 때 내가 중심에 있게 된다. 건강이 중심에 서게 된다.

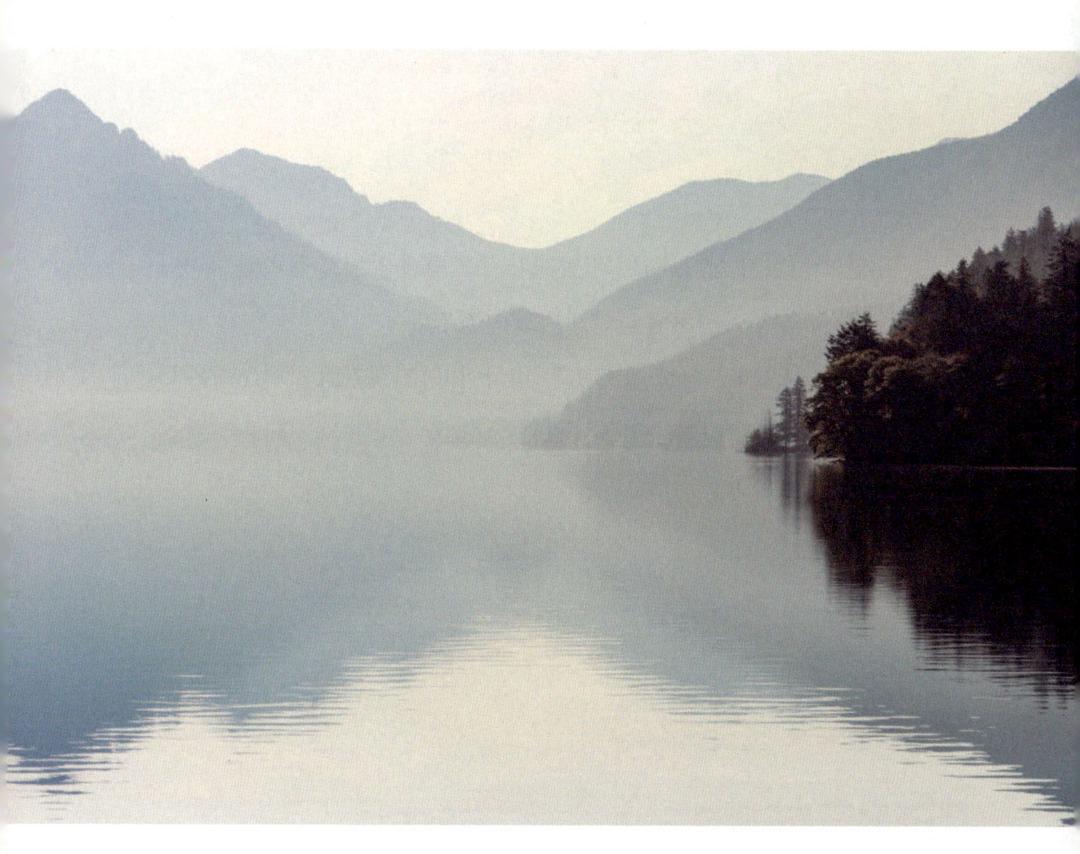

뇌 안에 나비가 산다. 나비의 날개가 부드럽게 앞뒤로 펄럭일 때마다 뇌 속은 요람 속 아기처럼 편안해지고 안정된다.

접형골은 등 뒤로 뇌를 엎고 있는 형국이다. 접형골의 자연스러운 미묘한 움직임, 크라니얼 모션은 우리도 모르게 우리 뇌를 돌봐 주는 어머니의 손길이 된다.

저속 노화 그리고 치매 예방

이 시대의 핫한 관심사이다. 젊은 사람들은 육체의 저속 노화를 바라고, 나이가 들기 시작하면 뇌의 저속 노화에 관심을 가지며, 더 나이가 들면 육체와 뇌 모두의 저속 노화를 바라며 치매의 공포 앞에 마주서게 된다. 육체와 뇌의 저속 노화는 뇌력과 신경력의 저속 노화와 비례한다. 뇌력과 신경력은 접형골의 미묘한 움직임의 자율성에 달려 있다. 나이가 들수록, 스트레스를 많이 받을수록, 접형골의 움직임은 제한되고 느려진다. 느려지면 늙는다.

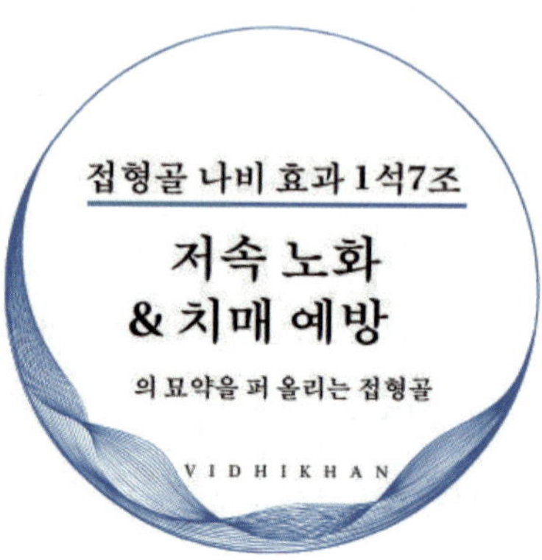

생명의 강을 퍼 올리는 펌프. 펌프질이 계속될 때 생명이 담긴 물을 길어 올릴 수 있다. 펌프가 멈추면 물도 사라진다. 물은 생명이다. 물이 사라지면 생명도 사라진다. 우리 몸 안의 물도 생명이다. 생명을 담은 몸 안의 물도 펌프처럼 길어 올려져야 한다. 생명이 담긴 몸 안의 물을 길어 올리는 펌프. 바로 접형골이다. 접형골이 길어 올리는 생명의 물은 뇌력이 된다. 뇌력은 생명의 힘. 뇌력이 충만할 때 생명은 빛난다.

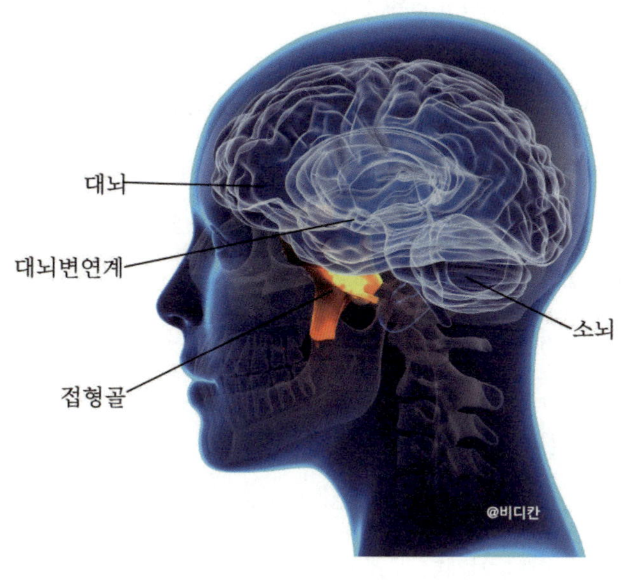

다윗 접형골이 골리앗 뇌를 업고 있는 형국

노란색으로 얼굴 뒤에서 빛나고 있는 접형골. 이미지를 찬찬히 살펴
보자. 이미지의 푸른색은 몸속 체액이라 여겨도 된다. 몸속 무엇이든
몸 안의 물, 체액 속에 둥둥 떠 있는 상태이니 말이다. 접형골은 등으로
대뇌변연계를 업고 있다. 등 아래로는 소뇌와 닿고 양옆으로 쫙 뻗은
큰 날개(대익) 양쪽으로는 측두골에 닿는다. 접형골 머리는 전전두엽/
전두엽을 이고 있다. 두정골과는 직접적이진 않지만 뇌를 싸고 있는
가장 바깥층 뇌막 연속성으로 충분히 닿는다.

저속 노화를 위한 뇌력 강화

저속 노화는 이 시대의 가장 트렌디한 관심사 중의 하나다. 선진국 대열로 들어선 대한민국은 과거나 지금이나 한결같이 확고한 외모지상주의를 표방하고 있고 이젠 그 위로 저속 노화가 사뿐히 얹히며 열을 올리기 시작했다. 그만큼 관련 분야 비즈니스도 재빠르게 움직이며 소비자들의 니즈에 부응하고 있는 실정이다. 누구나 아름다워지길 바라고 누구나 젊음이 유지되길 바란다. 노화 방지에는 많은 대가가 따른다. 나이 듦이 자연스러운 현상인데 그걸 반대로 갈려고 하니 성형, 미용시술, 보톡스, 기타 다양한 인위적 간섭(?)에 대한 부작용이 생기더라. 그러니 이제는 무조건 노화를 반대하는 것이 아니라 이왕 늙는 거 천천히 늙어 가자. 그리고 아름답게 늙어 가자. 그렇게 중간 지점에서 노화에 대한 합의가 도출된 듯 보인다. 그것이 바로 저속 노화가 아닐까.

저속 노화의 핵심은 뇌력이다.

뇌가 늙지 않으면 우리도 늙지 않는다.

　우리가 늙어 가는 것은 바로 뇌가 늙어 가기 때문이다. 아무리 아름다운 피부를 지녀도 뇌의 노화를 막지 못하면 우린 결국 무너져 내린다. 치매라는 뇌 노화의 전형적인 형태에 몸과 마음이 갇히며 서서히 자신을 잃어 간다. 치매는 더 이상 노인의 전유물이 아니다. 디지털 전자기기를 많이 사용하는 현대인들에게 뇌의 노화는 그 어느 시대보다 어린 연령층에서부터 시작되는 듯 보인다. 이미 50대부터 치매가 시작되는 초로기 치매가 증가하고 있다. 원인은 각 개인이 가진 삶의 서사에 있겠지만 거시적으로 보면 너무 발달된 전자 기계 문명 속에 사는 이 시대의 시대상일 수도 있다.

접형골이 길어 올리는 뇌력

결국 뇌의 힘, 뇌력이 저속 노화의 핵심!

뇌력이 짱짱해야 우리의 본체가 젊다. 피부와 얼굴이 아무리 인위적인 시술과 성형으로 팽팽하고 아름다워도 그 안에 뇌력이 짱짱하지 않으면 결코 그 아름다움과 젊음은 유지되지 않는다. 뇌력은 접형골이 뇌척수액을 마중물 삼아 길어 올리는 생명력으로 유지된다. 몸 상부 가장 중심부에 접형골이 있다. 그 높은 곳에서 마치 새의 날갯짓처럼 접형골이 퍼덕일 때마다 생명력을 길어 올린다. 접형골의 건강은 결국 뇌력으로 이어진다. CST는 저속 노화의 핵심 열쇠인 접형골이 규칙적/주기적인 운동성을 통해 생명력을 길어 올려 뇌력을 유지할 수 있도록 도와준다. 뇌력은 뇌의 체력이자 신경력의 원천이다. 뇌력으로 뇌가 활력을 유지할 때 치매는 점점 더 먼 거리를 두게 된다. 충분한 거리가 생기면 안심이 된다. 그리고 가만히 바라볼 수 있게 된다. 나를 그리고 현재의 내 모습을.

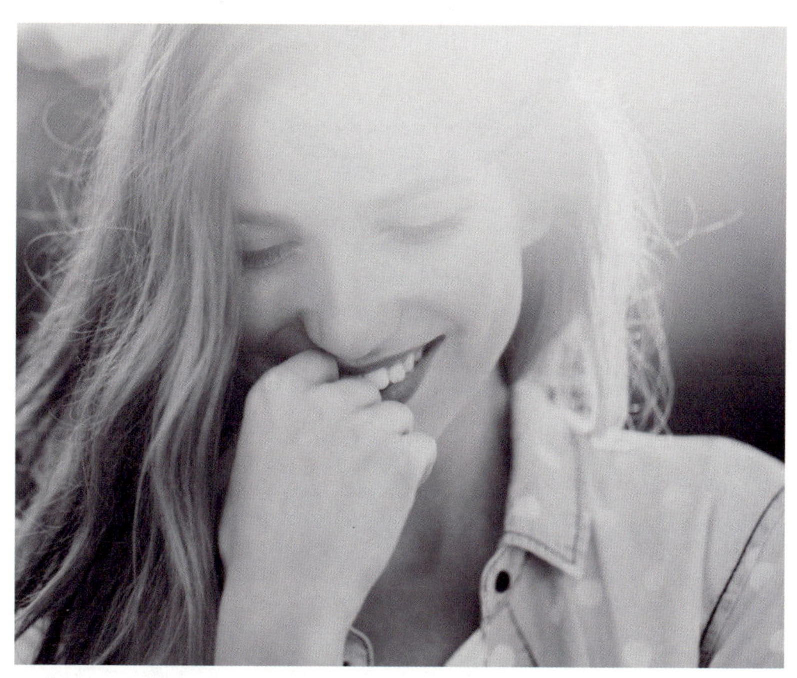

"접형골이 움직이는 한 우리는 결코 늙지 않는다."

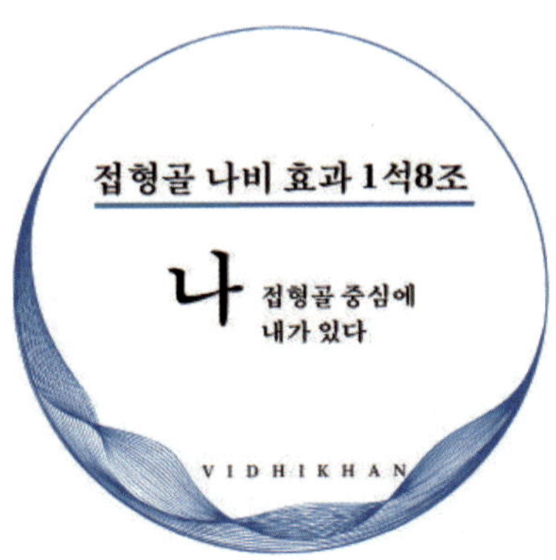

나. 나라는 의식과 인식. 그것은 어디에서 오는 걸까? 얼굴은 나. 나를 가장 빠르게 인식할 수 있는 것은 얼굴. 얼굴이 내가 된다. 얼굴 바로 뒤에 뇌와 연결된 접형골이 있다.

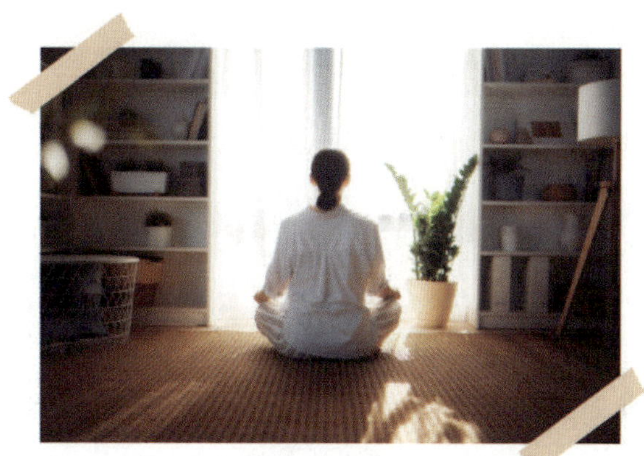

아무리 평온해 보이는 얼굴이어도 나만이 아는 불안과 초조한 긴장은 얼굴을 덮고 있는 평온한 피부 뒤편의 접형골로 전달, 뇌의 인식으로 전해진다. 나는 누구인가? 얼굴 표면에서 보이는 평온한 표정이 나일까, 접형골이 감지한 미묘한 긴장과 불안을 느끼는 내가 나일까? 많은 문헌에서는 접형골 바로 뒤 대뇌변연계가 인식하는 나, 그것이 진짜 나이며 나의 의식이라 했다.

나는 누구인가?

나는 마음일까, 몸일까.

나는 누구일까?

아이들은 이런 질문을 하지 않는다. 이 질문은 어른이 돼서야 비로소 나 자신에게 던지게 되며 이 질문은 인생의 형태가 나도 잘 모르는 방향으로 가고 있을 때 나온다. 내가 누군지 문득 궁금해지는 순간이 오면 대부분 안에서 울리는 이런 답을 듣게 된다.

나도 내가 누군지 잘 모르겠다.

정체성 상실은 혼란과 혼돈을 가져온다. 내 안과 밖이 하나로 이어지지 않을 때, 속과 겉의 다름이 너무 클 때 나라고 여겼던 내가 어디론가 사라지고 빈껍데기만 남아 나인 척한다. 현타가 온다. 나, 누구지? 난 어떤 사람이었지?

이런 질문을 던지고 답을 찾아가는 과정. 그것이 바로 치유다. CST는 내 안과 밖을 하나로 연결, 이어 주는 치유 작업이다. 내가 나처럼 여겨지지 않는 것은 내 겉과 속이 다르기 때문이다. 웃고 있어도 웃는 게 아니다. 속은 우는데 겉은 울 수가 없다. 어른은 겉과 속이 많이 다르다. 겉과 속이 한결같은 사람. 드물지만 존재한다. 아이 같은 어른이다.

아이들은 겉과 속이 같다. 요즘 아이들은 조금 다르긴 하더라.

아이들은 울고 싶을 때 운다. 웃고 싶을 때 웃는다. 속과 겉이 같다. 그런 아이들도 나이가 들면 점점 겉과 속이 달라지기 시작한다. 그것은 사회화의 자연스러운 과정처럼 보인다. 적당하게 겉과 속이 다를 땐 이질감을 잘 느끼지 못한다. 하지만 엄청난 스트레스나 트라우마를 겪고 나면 내 겉과 속의 이질감은 하늘과 땅처럼 벌어진다. 이질감의 간극이 벌어질수록 나의 정체성도 멀어지고 그 간극 사이에서 내가 헤매게 된다.

나 상실 트라우마

비디칸 CST에서는 자신의 정체성을 잃어버리고 더 이상 내가 누군지 알 수 없게 된 상태를 [나 상실 트라우마]라고 부른다. 이 트라우마는 트라우마 후유증의 최종 단계라 부를 수 있으며 결국 트라우마가 여러분을 온전히 잠식한 결과다. 더 이상 나라고 부를 수 있는 나의 조각을 내 안에서 발견할 수 없을 때 찬물을 끼얹은 듯 정신이 들며 나를 찾기 시작하는 사람들이 있다. 비디칸이 만난 대부분의 고객들이 그런 이들이다. 각성한 이들. 트라우마로 비록 몸과 마음이 산산이 찢기듯 아프지만 그 안에 아직도 꺼지지 않은 작디작은 불빛 하나가 의지를 세워 [나를 찾으러 여기로 온다. 존경스럽고 아름다운 이들.

나는 지금 여기에 있다.

나를 찾기 위해 오신 많은 각성하신 이들에게서 나는 공통적으로 본 것이 있다. 그들이 찾는 [나]. 언제나 그곳에 있었다. 한 번도 떠난 적이 없는 나인데 나를 찾고 있는 형국이다. 가볍고 작은 트라우마는 스트레스처럼 우리를 자극시켜 오히려 더 큰 원동력을 만들지만 생사가 오가는 극적인 경험을 한 트라우마의 경우는 신경계를 교란시켜 몸과 마음을 확 떼어 놓는다. 마음과 정신이 살기 위해 고통을 받는 몸에서 가출을 했달까.

그럼 나는 가출한 마음일까, 마음이 나간 몸일까?

몸-마음 통합체가 더 이상 아니게 된 이 묘한 상태.

체액의 흐름은 약하고 조직결은 과긴장 상태로 물과 기름처럼 이질적으로 나뉘어져 통합되지 않는다. 전형적인 트라우마 패턴인데 언제나 접형골 변이가 최종적으로 방점을 찍는다. 트라우마 충격으로 분리된 것이 봉합되지 않고 여전히 찢어진 형태로 남으면 접형골은 그 분리의 간극에서 외줄타기를 하듯 생존의 줄타기를 한다.

나의 중심은 접형골에 있다

생존의 줄타기에서 접형골은 다양한 변이 패턴을 만든다.

접형골 변이는 우리의 생존 패턴을 보여 준다. 줄타기는 중심이 중요하다. 균형을 잡기 위해 필요한 중심. 접형골은 중심 잡기의 달인이다. 우리는 접형골을 통해 중심 감각을 익힌다. 체감이다. 몸에 밴 감각이다. 자전거 타기와 같다. 근육이 기억하는 감각처럼 몸이 기억하는 감각.

중심 감각이라는 최초의 체감은 바로 접형골에서 온다.

접형골은 머리뼈와 얼굴뼈 중 가장 먼저 만들어져 기준점이 된다. 중심축이 된다. 만들어질 때부터 중심축으로 설계된 접형골은 내 중심이다. 그 중심에 나라는 의식이 만들어진다. 나라는 의식이 중심에 있을 때 나는 나, 이게 된다. 내가 여기 있음을 알게 된다. **고로 접형골이 중심을 잡으면 여러분은 더 이상 자신을 앞에 두고 나는 누구인가? 나를 찾지 않게 될 것이다.** 나를 인식할 수 있기 때문이다. 나를 체감할 수 있기 때문이다. 내가 나로 느껴지기 때문이다. CST는 접형골이 가진 원래의 본성, 중심 감각을 올바르게 세워 나를 찾는다.

나를 찾아가는 여정, 이제 멀리 떠날 필요가 없다.

CST는 몸이 잃어버린 중심이라는 체감을 접형골을 통해 다시 회복한다. 잃어버린 체감 회복은 아이와 같은 본성 회복과 같다. 아이는 더 이상 내가 누군지 묻지 않는다.

나로 회귀하는 문, 접형골

이상하리만치 접형골 변이 패턴과 의식-인식 패턴이 닮아 있더라. 접형골이 외측으로 조금 밀려나 있으면 자신만 아는 조금 옆으로 밀리는 듯한 느낌에 불안해서 잠이 안 온다고 한다. 접형골이 흔들거리며 떨고 있는 패턴일 때는 눈앞이 흔들거리며 머리 전체도 흔들린다고 느낀다. 자기만이 아는 내적 감각. 겉으로는 전혀 드러나지 않는 자신만이 아는 미묘한 느낌. 느낌은 있는데 실체가 없어서 원인을 찾아 별별 테라피를 다 해 보았노라 하셨다. 근데 접형골 변이 패턴이 자신만 아는 내적 감각과 딱 맞아떨어질 때 대부분의 고객들께서는 일종의 환호(?)를 하시는 듯 보였다.

그 어디서도 설명되지 않았던 자신만 알던 증상이 내 손에 감지되어 마치 내가 당신의 대변인처럼 브리핑을 하고 있으니 속이 다 후련하신 듯하다. 설명이 가능한 증상, CST적 원인이 뭔지 알고 되었고, 치유 방법이 있다는 것에 대한 안심.

다양한 감정들이 복합적으로 섞일 때 그것을 바라보는 나는 더욱 차분해진다. 직업병인 것 같다. 함께 기뻐해 주고 격려해 주어야 하지만 치유를 위해 갈 길이 멀기에 섣불리 흥분하지 않는다. 게다가 접형골 변이 해소 스킬은 천천히 진행해야 한다. 쉽게 다가가지 않는다. CST 뉴트럴 방식에서는 그 안전한 접촉에도 불구하고 단계별로 느리게 치유 작업을 진행한다.

접형골은 마치 나의 의식 전체를 담고 있는 그릇처럼 외부 접촉과 자극에 매우 민감하다. 본능적으로 경계한다.

약간의 압박에도 민감하게 반응하며 밀어낸다.

당연해 보인다.

변화엔 누구나 민감하다. 그 민감성을 견뎌 내고

천천히 접형골이 제자리를 찾으면…

나도 제자리로 돌아간다. 원래 나의 자리로 돌아가는 것.

회귀다. 모든 치유의 궁극적인 목표는 회귀다. 원래 건강한 상태로 회귀하는 것. 원래 자리로 돌아가면 그다음부터는 자동적으로 알아서 잘 돌아가게 되어 있다.

우리 몸은 대뇌가 다 알지 못하는 방식으로 많은 충격과 상처의 기억을 담고 있다. 대뇌는 기억하지 못하면 그뿐이고 기억하지 못하는 것은 존재하지 않는 것이 된다. 그래서 대뇌의 기억에만 의존하는 방식으로는 진정한 근본 치유를 할 수 없다. 기억은 만 5세 이후에나 비로소 제 기능을 하기에 그 이전의 기억은 제대로 할 수 없다. 어린 시절이 잘 기억나지 않는 것도 뇌의 발달 과정에서 발생하는 자연스러운 현상이다. 그렇다면 만 5세 이전의 나는, 기억이 없으니 없는 걸까? 어느 날 기억나는 그 순간부터 나는 존재하는 걸까. 그렇지는 않다. 나를 기억해 주는 누군가가 있고 나를 기억하게 하는 물건과 사진이 남아 나를 기록해 둔다. 가장 많은 기억은 몸에 있다. 수정 당시부터 지금의 순간까지 어느 것 하나 빠짐없이 몸속 체액과 신경계에 기록, 저장해 둔다. 그러니 나에 관해서라면 기억에 물을 것이 아니라 몸에게 물어야 한다. 체액과 신경계를 담고 있는 몸이 바로 나.

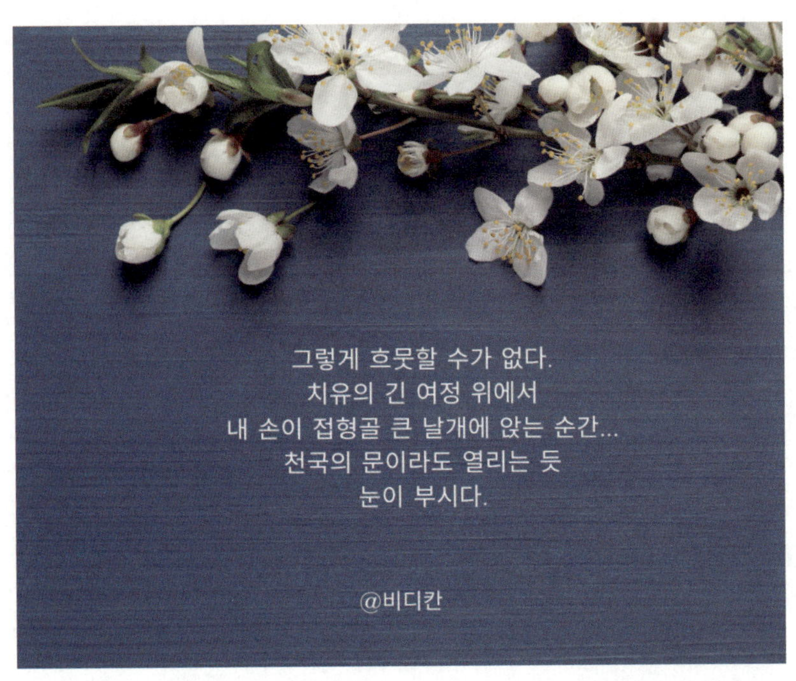
그렇게 흐뭇할 수가 없다.
치유의 긴 여정 위에서
내 손이 접형골 큰 날개에 앉는 순간...
천국의 문이라도 열리는 듯
눈이 부시다.

@비디칸

5부

접형골의 탄생,
출생 트라우마와 신생아 접형골 4 패턴

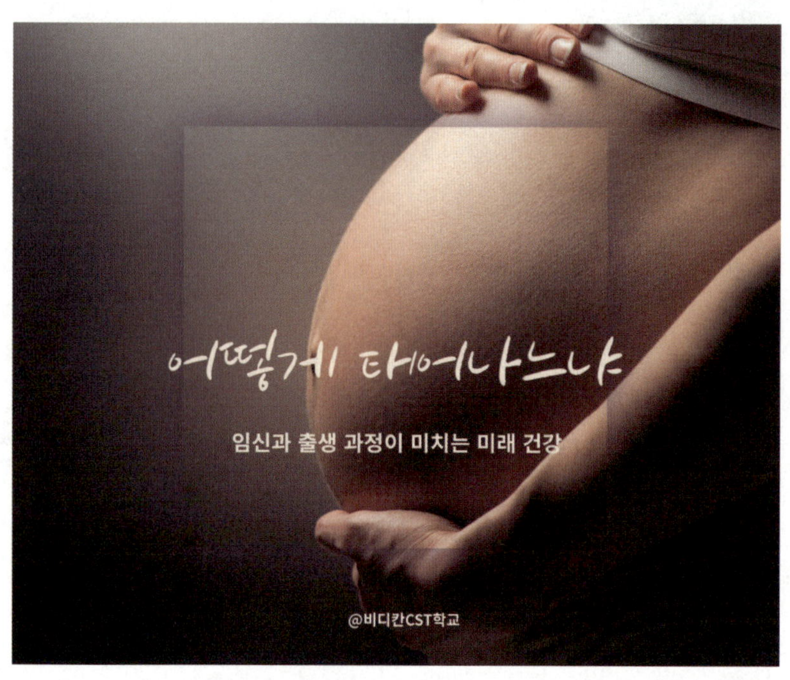

어떻게 태어나느냐
임신과 출생 과정이 미치는 미래 건강
@비디칸CST학교

태어나는 과정은 엄마와 아기의 협업이다.

엄마는 열고 아기는 민다.

아름답지만 고통스러운 생명 탄생의 과정에서

아이의 미래 건강 청사진이 찰칵찰칵 찍힌다.

찍힌 대로 살아갈 수도 있고

찍힌 것을 수정하며 다르게 디자인해서 살 수도 있다.

어떻게 살 것인가는 어떻게 태어나느냐에 따라

선택의 무한한 가능성을 연다.

어떻게 태어나셨습니까?

출생 과정, 이것이 매우 중요해지는 이유는

유리처럼 보드라운 태아의 두개골이 산도를 지나 빠져나올 때 양손
으로 진흙을 눌러 빚듯 태아의 머리가 빚어지기 때문이다.

두개골과 안면골 최초의 형태는

태어나는 과정에서 빚어진다.

엄마의 산도와 골반, 천골, 치골의 형태에 한껏 영향을 받으며 태아
는 압박에 순응하면서 자신을 맡긴다. 아직 채 닫히지 않은 두개골과
아직 채 발달되지 않은 얼굴뼈가 골반을 지나, 천골을 비비며 치골을
통과한다. 부드럽고 말랑말랑 아이의 머리와 얼굴에는 출생 과정 전부
가 고스란히 새겨진다. 어떻게 태어나느냐에 따라 뇌를 담을 그릇이
제대로 빚어질 수도 있고 찌그러질 수도 있다.

내 미래 건강 청사진을
찍어 내는 출생 과정

비디칸 CST 힐링 프로그램을 이용하시는
모든 회원님들께 공통적으로 드리는 첫 질문이 있다.

어떻게 태어나셨습니까?

이 질문엔 대부분 갸우뚱하시는 듯하다. 그래도 자신이 어떻게 태어났는지에 대해 신선한 호기심을 느끼며 돌아보게 된다. 자신의 어머니에게 전화를 걸어 물어보시기도 하고 당연히 자연 분만인 줄 알았다가 자연 분만 중에서도 난산이었던 사실을 알기도 한다. 분만 과정의 경험, CST에서는 지금의 여러분을 알게 해 주는 가장 오래된 강력한 단서다. 치유 작업은 지금의 상태가 설명되는 수많은 복합적 요인과 사건, 사고 들이 있다. 그중 탄생의 과정은 가장 강력하고 복합적인 물리적 힘과 압박이 가해진 최초의 순간들이다. 그 순간들이 평화롭고 안전하게 진행되었다면 아이의 몸은 출생의 과정에서 평화와 안전함을 경험하며 외부 환경에 대한 신뢰와 왕성한 호기심을 충전하게 될 것이다. 반면, 위기 상황과 응급 상황 속에서 출생 과정이 일어났다면 아이의 몸은 불안과 긴장을 경험하며 자신도 모르게 오그라들고 위축되며 민감해질 것이다. **CST가 분만 과정에 대해 관심을 가지게 된 것은 아이**

가 자라면서 혹은 성인이 되어 불현듯 발현되는 심각한 트라우마 증상의 주요 원인이었기 때문이다.

분명 특별한 사고나 사건이 없었다고 하신다. 하지만 성인의 경우 갑작스러운 가슴 떨림과 숨 막힘 증상 그리고 불면증과 우울증 증세가 복합적으로 일어나기도 하고, 아이의 경우는 별일 없이 잘 자라고 있었는데 어느 시점에서부터 언어가 느리고 잘 씹지를 못하며 산만하고 부산해서 제어가 안 되고 감정 기복이 심해 또래 아이들과 어울리지 못한다고 했다.

그렇다면 갑자기 이런 증상이 나타난 이유가 뭘까?

살아오면서 특별히 기억날 만한 충격과 스트레스, 트라우마가 없었다면 [어떻게 태어났는지]를 알아보면 지금이 보인다.

자연 분만인 줄 알았지만 조산이어서
짧게 인큐베이터에 있으면서 부모와 떨어져 있었고,
자연 분만인 줄 알았지만 출산 과정에서
아이가 잘 나오지 못해
겸자로 끌어낸 겸자 분만이었다.

내가 어떻게 태어났느냐에 따라 내 미래 건강이 찍힌다. 생애 처음 경험한 강렬한 압박은 강렬하게 자국을 남긴다. 사소한 것이어도 잠재되어 있던 압박의 힘을 깨울 수 있다.

CST 소아과 전문가,
여기 있습니다!

출생 과정에서 발생한 압박이 만드는 다양한 트라우마적 상황, 이것을 출생 트라우마라 부른다. 출생 트라우마를 전문적으로 다루는 전문가, CST 필드에도 있다.

CST 소아과 전문가다. CST 소아과 전문가가 바로~여기! 있다. 칸 선생과 나는 햇수로 3년간 스페인 바로셀로나에서 2년 과정/소아과 BCST 전문가 과정을 수료하였다.

[Being&Becoming]이라는 프로그램 제목이 말하듯 우리는 존재 그 자체이며 동시에 만들어져 가는 존재이기도 하다. 출생 시 발생하는 트라우마적 상황이 우리를 만들기도 하지만 역으로 우리는 이미 갖고 태어난 100% 건강의 힘으로 완전한 존재이기도 하다.

완전하면서 불완전한 존재인 너, 나, 우리 모두.

출생 트라우마가 우리에게 미치는 영향이 얼마나 큰지를 알게 한 것은 비단 CST 소아과 전문가 과정을 이수했기 때문은 아니었다. 이미 오래전부터 [깨어나는 아이들] [느린 아이들] 세션을 진행하면서 출생 당시의 상황이 얼마나 강력하게 아이들의 뇌-신경 시스템에 각인되고 두 개골 변이를 일으키는지를 보았다. 그로 인해 아이들과 부모님들이 겪게 되는 상황을 바라보면서 CST가 빛과 소금이길 바랐다.

빛과 소금이 되기 위해 보다 더 전문적으로 출생 트라우마를 다루는 이론과 스킬을 배우고 싶었고 그래서 찾은 교육이 바로 CST 소아과 전문가 과정(바이오다이나믹 방식)이었다. 출생 트라우마 치유 경험은 이미 충분했고, CST 소아과 2년 과정을 통해 이론 정립이 탄탄해졌다.

2014년에 수료를 하였으니 벌써 세월이 10년도 넘었다. 10년이 넘은 올해 2025년부터 나도 [CST 소아과 전문가] 과정을 개설하여 교육을 시작하였다. 출생 트라우마에 대한 CST적 접근법을 제대로 배우지 않으면 오히려 CST가, 뾰족하게 곤두세워진 출생 트라우마 신경계를 자극할 수 있다. 이론적으로 CST는 부작용이 없다고 알려져 있지만 사실이 아니다. 잘 다루지 못하면 무엇이든 양날의 칼임을 알아야 한다. 제대로 배워 스킬을 정확히 익히고, 이론이 탄탄하게 뒷받침되면 치유는 안전해진다.

안전이 보장되지 않은 치유는 오히려 상처를 준다.
안전한 치유만이 있는 상처를 아물게 하고 새살을 돋게 한다.
느리더라도 차분하게 천천히 치유가 일어날 때 자연스럽다.

자연스러운 분만 과정은 축복이다.
그 전에 자연스러운 임신은 더 큰 축복이다.
출생이 있기 전 잉태가 있었다.
바로 임신이다.

어떤 임신을 하셨습니까?
잉태 트라우마

　CST 소아과 전문가 과정에서 집중적으로 다뤘던 이슈 중 하나는 바로 잉태 과정이다. 최근 내가 본 흥미로운 현상 중의 하나는 건강한 20~30대 여성들이 결혼해서 인공 수정으로 아이를 출산하는 거였다. 자연 임신을 기다리지 않고 아이를 갖고 싶을 때 인공 수정을 통해 가지는 거란다. 몹시도 계획적이다.

　자신의 몸에 직접 인공 수정을 위한 화학적 약물 주사를 놓으면서 힘들어하는 모습을 보았다. 몸에 화학 약물이 들어가서 좋을 게 뭐 있겠나. 괜스레 마음이 씁쓸했다.

　난임 혹은 불임으로 어쩔 수 없이 인공 수정이나 시험관 아기 시술을 받으시는 분들이 늘어나고 있다. 다들 각자의 사연이 있다. 그럼에도 불구하고 CST에서는 자연 임신이 아닌 인위적 임신을 위해 사용되는 모든 간섭과 화학적 약물에 대해 경고를 한다. 자연스러운 임신 단계가 삭제되고 제어되면 그 모든 결과는 엄마와 아이에게로 간다. 부자연스러운 것은 항상 불편함이 따른다. 우리도 미처 예상치 못했던 화학적/기계적 간섭에 의한 트라우마가 인위적 임신 과정에서 만들어진다. 바로 잉태 트라우마다.

잉태 트라우마에 대한 인식이 치유의 첫 단계

한국에서는 잉태 트라우마에 대한 인식은 아직 크지 않은 듯 보인다. 인공 수정과 시험관 아기 시술은 임신을 열망하는 난임/불임 부부에게 희망이며 유일한 출구이기 때문이다. 유럽에서는 잉태 트라우마에 대한 인식이 충분하여, 가능한 자연 임신을 기다리다 최후의 수단으로 인공 수정 혹은 시험관 아기 시술을 하게 된다. 그리고 CST를 병행하며 힘들고 불편한 과정에서 발생하는 몸-마음을 지원한다. CST는 인위적인 화학적/기계적 개입에 대해 부작용을 최소화하며 안전하게 임신 과정을 지원한다. 가능하면 모든 인공 수정과 시험관 아기 시술 과정에서 CST 치유가 함께 병행되길 희망한다.

그러기 위해서는 **잉태 트라우마에 대한 인식이 필요**하다.

인공적인 수정과 착상의 과정에서 투여되는 과배란 유도제/난포 주사/착상 보조제/황체 호르몬 등과 우수하고 건강한 정자를 가리기 위한 특수 처리 등 자연 임신에서는 발생하지 않는 화학적 개입은 결국 잉태할 엄마의 몸을 화학적으로 조성한다. 임신하면 감기약도 먹지 않는다. 착상에 성공하면 조기 유산 방지를 위해 임산부는 입원을 하기도 한다. 크게 움직이지도 못하고 걱정과 조바심으로 심하면 출산 전까지 입원 상태를 유지하기도 한다. 이 모든 과정은 오롯이 아이와 엄마가 감내해야 한다. 엄마 뱃속에서 아기는 무엇을 느낄까.

태아 트라우마

인공 수정과 시험관 아기 그리고 자연 임신을 하였어도 임신 기간이 행복하지 않고 불안, 소란스러웠거나 외면받고 외로웠다면 엄마 뱃속 태아도 함께 불안, 소란하고 외롭다. 그것은 출생 후 아이가 산만하고 불안, 예민하여 계속 울거나 아예 울지 않는 극적인 상황으로 드러날 수 있다. 임신 기간 중 겪었던 엄마의 스트레스는 이미 태아에게 그대로 전달됨을 많은 연구 자료를 통해 알려졌다. CST 필드에서는 이것을 [출생 전 트라우마]라고 부른다. 비디칸에서는 태아에 더 집중하여 태아 트라우마라 부른다. 태어나기 전 태아가 겪는 스트레스에 더 집중된 명칭이다. 태아가 겪는 스트레스는 엄마의 불편함에서 온다.

· 영양분 부족(잘 먹지 않거나 잘 먹지 못하거나)
· 카페인/알코올/약물 과다 섭취
· 장시간 버스-비행기 탑승
· 가족 불화
· 교통사고/화재 기타 사고

인식은 방법을 가져온다. 태아 트라우마란 인식이 CST라는 치유 방법을 가져온다. 모든 사람은 언제나 치유될 수 있다.

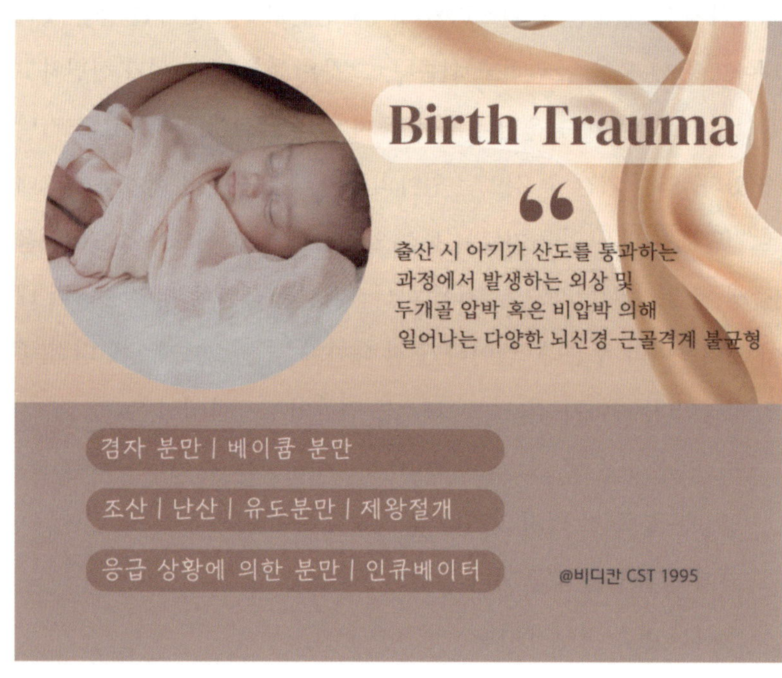
Birth Trauma
출산 시 아기가 산도를 통과하는
과정에서 발생하는 외상 및
두개골 압박 혹은 비압박 의해
일어나는 다양한 뇌신경-근골격계 불균형
겸자 분만 | 베이쿰 분만
조산 | 난산 | 유도분만 | 제왕절개
응급 상황에 의한 분만 | 인큐베이터
@비디칸 CST 1995

출생 트라우마

태아는 출산 과정 중 몸 중에 가장 큰 머리가 먼저 내려온다.

자궁 경부가 열리고 머리 크기에 비해 턱도 없이 좁은 산도를 통과한다. 출산 과정은 언제나 위험이 따르고 그 과정에서 태아가 무엇을 경험하게 될지는 엄마도 모르고 의료진도 알 수 없다. 출생 트라우마는 출산 과정의 응급 상황에서 주로 발생한다. 인위적인 기계적 개입(겸자/베이큠 분만 기타)이 분만 과정에서 생기면 아이에게 출생 트라우마와 같은 극적인 상황이 발생한다. 그것의 결과는 출생 후 얼마 되지 않은 시기에 드러나기도 하고, 잠재적으로 내재되어 있다 성인이 된 후 과중한 스트레스/수술/사고/쇼크 등 특별한 이벤트 이후 드러나기도 한다. CST 필드에서는 이것을 [출생 트라우마birth trauma]라고 부른다.

출생 트라우마에 최적화된 CST 접형골 마스터 스킬은
출생 당시 발생한 오래된 접형골 변이 패턴을 치유할 수 있는
자연치유 필드 안에서의 유일무이한 치유 스킬

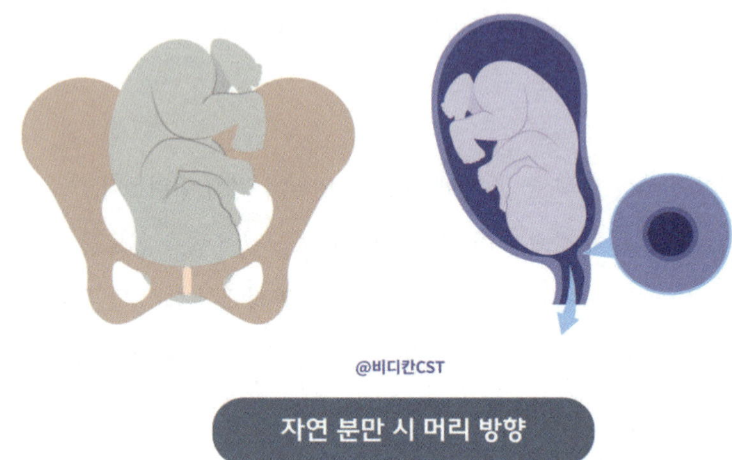

자연 분만이라 해도 난산이었던 경우, 머리로 가해지는 압박의 시간이 길어지면 출생 트라우마가 발생할 수 있다. 자신이 태어났던 방식이 자연 분만 중에서도 난산이었는지를 확인해 볼 필요가 있다. 난산은 응급 상황에 해당하므로 출생 트라우마 발생 확률이 높다. 어떤 분만으로 태어났어도 우리에겐 늘 치유의 기회가 주어진다. **출생 후 2주간 엄마가 주는 사랑과 관심 그리고 치유의 묘약이 듬뿍 든 모유를 흠뻑 먹으면 된다.**

탄생 과정이 창조하는 미래 건강

겸자 분만/베이큠 분만/조산/난산/유도분만/제왕 절개
응급 상황에 의한 분만/인큐베이터 기타

CST 필드에서 발견하는 강력한 트라우마 중에 하나가 출생 시 발생하는 압박으로 인한 [출생 트라우마]이다. 기존 출생 트라우마의 정의는 출생 시 발생하는 신생아의 육체적 외상 및 기타 손상 예, 눈 주변 피부 찢김, 열상, 어깨 탈골 기타 등에 한정되어 있다. 신생아 외상에 초점을 맞추고 있는 기존의 출생 트라우마와 달리 **CST는 신생아 내상(예, 접형골 변이/측두골 변이/후두골 변이/턱 변이)으로 인한 트라우마가 핵심이다.**

분만이 어려운 위급 상황에서 겸자나 베이큠으로 아기 머리를 강력한 힘으로 끌거나 잡아당기면 외적으로 발생하는 상처나 자국 외에도 당장 눈에는 보이지 않는 머리뼈와 얼굴뼈의 변이 및 체액 울혈 현상이 생긴다. 탄생의 순간이 혼란스럽고 시끄러운 만큼 신생아의 신경계 과민성이 생긴다.

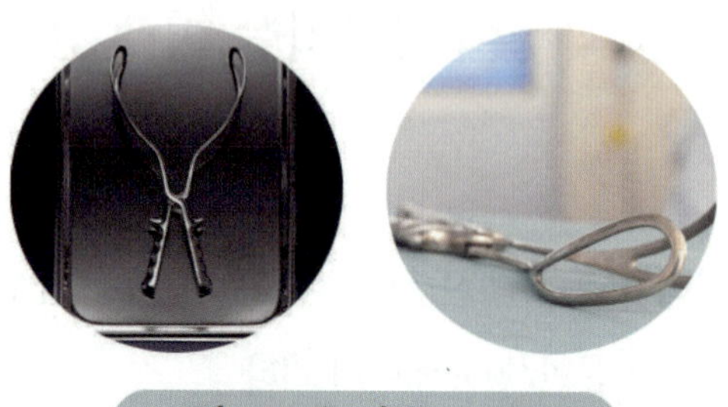

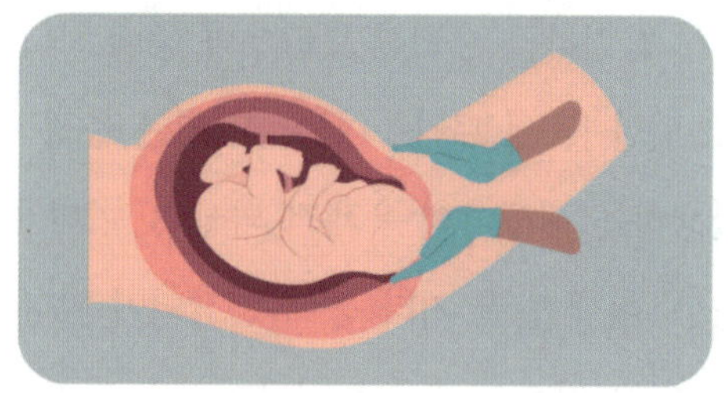

　순간의 압박이 내 미래를 압박하고, 미래 건강을 좌우한다면, 출생 트라우마는 단연코 치유되어야 한다. 자폐증/ADHD/ADD/발달장애/발달지연/언어장애/학습장애 기타 등이 출생 트라우마의 대표적인 상태다. 내상의 결과다. 신생아 외상만 다루는 기존 의료 체계에서는 위급한 출산의 압박이 만들어 낸 접형골 변이와 같은 내상(?) 치유는 불가하다. 비록 신생아의 두개골이 겸자나 베이큠에 짓눌려 당장은 이상해 보여도 시간이 지나면 회복되기에 감히 상상치 못할 것이다. 당장 눈에 보이지는 않지만 미래 건강의 압박이 될 접형골 변이. 어떤 방식으로 접형골 변이가 출생 시 발생하는지 그 메커니즘을 알아보자.

신생아 접형골의 탄생

　마침내 출산 과정에서 머리가 먼저 나와 처음으로 공기를 들이마신다. 첫 공기 호흡이다. 폐가 부풀어 오른다. 갑자기 부푼 폐가 풍선처럼 커지면 어린 심장은 그 확장력에 밀리면서 미리 예정되어 있던 심장 내부 구조가 저절로 만들어진다. 덕분이다.

　모든 것이 잘 짜인 각본처럼 일어나야 할 것들이 차례대로 일어난다. 접형골 또한 대천문이나 소천문처럼 눈으로 직접 볼 수 있는 숨골의 형태는 아니어도 신생아에 걸맞은 어린 형태의 접형골로 태어난다.

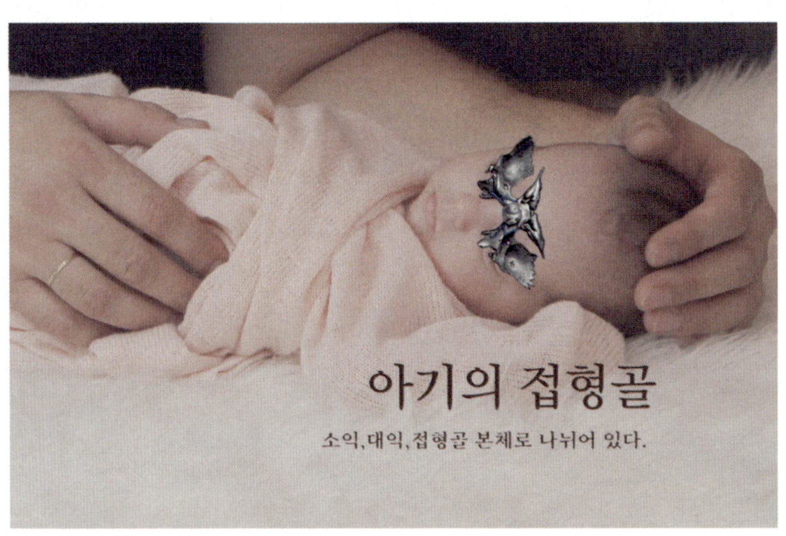

아기의 접형골
소익,대익,접형골 본체로 나뉘어 있다.

열린 머리의 숨골이 출산을 용이하게 만들 듯 다른 머리뼈의 구성원들도 숨골은 아니어도 출산에 대비한다. 접형골에는 숨골이 없다. 나눔이 있다. 접형골은 태어날 때 하나의 뼈가 아닌 세 부분으로 나뉜다. 출생 후 12살 때에 이르러 융합이 된다고 알려져 있지만 개개인 모두에게 획일적으로 적용되진 않는다. 개인에 따라 16세가 돼서 접형골이 하나로 융합이 되기도 한단다. 접형골의 세 부분. 융합이 끝나도 흔적이 남는다. 그 흔적을 감지하는 것이 바로 CST 감지 스킬이다.

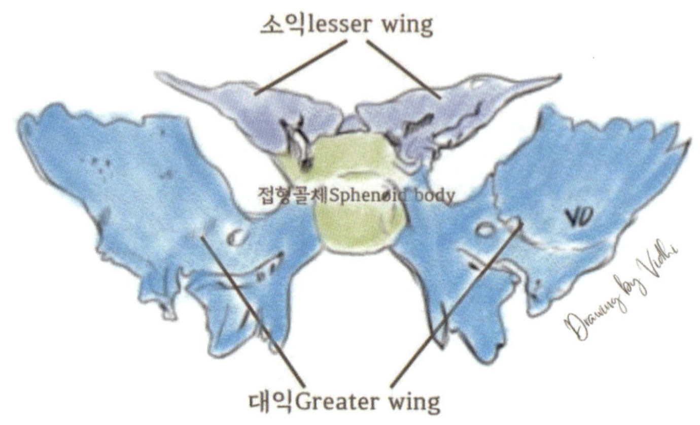

어린 접형골은 작은 날개라는 귀여운 이름을 가진 소익과 제법 날개처럼 보이는 큰 날개, 대익 그리고 중앙에 본체라 여겨지는 접형골체로 구성된다. 이렇게 세 부분으로 나뉘어 있으니 출생 시 압박을 잘 견뎌내는 구조로서 안전한 형태가 될 수 있다. 하지만… 그 압박의 정도에 따라 세 부분으로 나뉜 이 형태가 불안해질 수도 있다. 정상적인 자연 분만이라 하여도 출산 과정이 너무 길었거나 힘들었을 수도 있고(난산), 인식하지 못했던 실수가 있기도 하며 인식했지만 어쩔 수 없는 상황이 발생하기도 한다.

정상 분만이 아닌 위급 상황에서 발생하는 분만에서는 세 부분으로 나뉜 접형골 구조가 자칫 정상적인 구조에서 벗어날 확률이 더 커진다. 분만 과정을 보다 안전하게 그리고 순조롭게 통과하기 위해 설계

된 어린 접형골의 세 부분(접형골 대익/소익/접형골체)은 압박의 정도
와 방향에 따라 쉽게 밀리는 구조다. CST에서는 이 지점을 마치 돋보
기를 들고 바라보듯 매우 면밀하게 확대하여 보게 된다. 이유는 출생
시 발생하는 접형골 변이는 평생의 건강을 좌지우지할 만큼 그 파급 효
과가 지속적이기 때문이다. 이 말은 반복해도 지나치지 않다. 순간이
영원으로 이어져 축복일 때는 건강할 때다. CST는 순간의 불편함이 평
생으로 이어지지 않게 풀어 주고 열어 주는 치유 작업이다.

꼭 필요한 치유 작업임에도 불구하고 접형골 변이 패턴 해소 스킬은
적용이 매우 민감하고 자주 난감하다. 생애 처음 받아 본 압박이 강렬
하게 접형골에 남아 있기 때문이다. 겸자가 내 머리 양쪽을 그것도 관
자놀이 쪽을 꽉 잡고 있다고 상상해 보라. 결코 유쾌하지 않을 테다.
그 불쾌함이 태어나는 과정에서 발생한다면 평생 남을 기억이 될 것
이다. 그야말로 뼈에 사무치는 기억이 된다. 대뇌는 잊는다. 뼈에 각
인된 기억은 잊히지도, 잊을 수도 없다. 그래서인지 유독 접형골 스킬
은 조심스럽다. 느리게 그리고 충분한 시간을 갖고 진행할 필요가 있
다. 달리 마스터 스킬이 아니다. 접형골 마스터 과정을 수료한 전문가
를 꼭 찾아 안전하게 치유되어야 한다. 이 말도 아무리 반복해도 지나
치지 않다.

4 Birth Trauma patterns of
Sphenoid

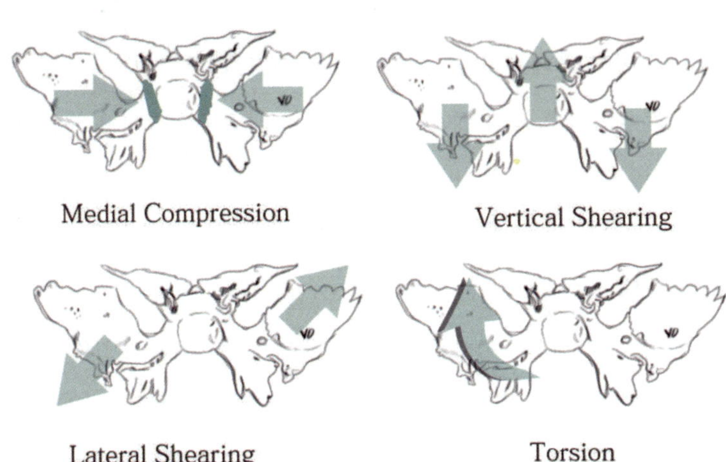

단순하게 보이는 위의 접형골 4가지 변이가 가진 영향력은 출생 후 1년/출생 후 3~5년 즈음에 대부분 명확히 드러난다. 아이가 목을 잘 가누지 못하거나 눈 마주침이 안 되며, 언어가 느리고, 산만하다. 정상적인 발육 과정보다 느린 아이가 된다. 느린 아이가 성장해서 느린 성인이 된다.

신생아 접형골 변이 4 패턴

출생 트라우마로 인해 발생할 수 있는 접형골 변이 패턴은 4가지이다. 아이 때는 4가지 변이 패턴으로 단순할 수 있지만 자라고 성장하면서 패턴은 보다 복합적으로 진화한다. 이유는 성장하면서 겪게 되는 다양한 경험 때문이다. 마치 다양한 자극에 더 많이 뻗어 가는 신경처럼 경험은 뭔가를 진화시킨다.

신생아에게 이런 변이 패턴이 생기는 것은 비극이다. 하지만 비극은 고정값이 아니다. 우리 몸은 유연하다. 아이의 몸은 가장 유연하고 부드럽다. 강하게 찍혀 불멸할 것 같은 변이조차 아이가 가진 유연하고 부드러운 힘으로 녹이고 풀어낼 수 있다. 신생아 변이 패턴 4가지를 요약해 본다.

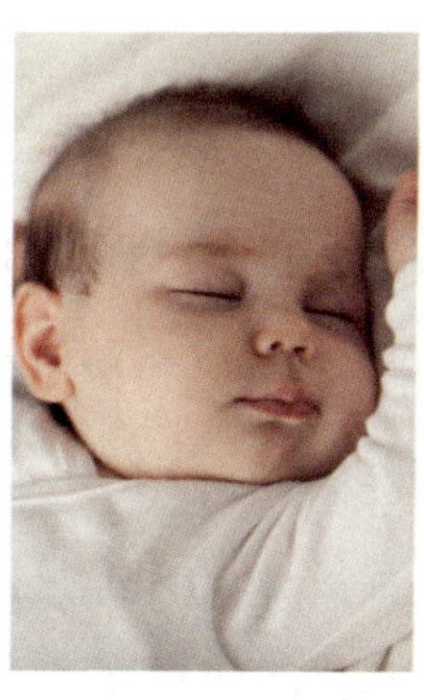

느린 아이를
깨우는 CST

출생 트라우마로 발생하는 접형골 변이 패턴 4가지에 따른 개별적 증상을 다루진 않겠다. 출생 트라우마가 아이에게 주는 공통된 증상은 느림. 모든 게 느려진다. 눈 마주치는 것이 느리고, 고개를 드는 것도 느리고, 배를 뒤집는 것도 느리며 말도 느리다. 그렇게 느린 과정을 가만히 지켜보다 뭔가 이상하다 싶어 병원에 가면 자폐증/발달장애/발달지연과 같은 느린 아이들이 가진 진단을 받게 된다. 나는 한때 이 아이들을 [깨어나는 아이들]이라고 불렀다. 아이들은 우리 속에 흐르는 공기와 전혀 다른 결에 있는 듯 보였다.

느림은 접형골의 생존 전략

출생 시 발생한 예측지 못했던 강렬한 압박의 경험이 아이를 감싸며 현실적 흐름 속에서 떼어 놓는다. 분리다. 현실 감각이 무뎌지고 시간 감각이 달라진다. 아이들이 사는 세상은 우리와 다른 시간이 흐른다. 그것은 생존 본능처럼 기능한다. 접형골 변이는 아이들의 성장을 느리게 만들어, 뒤틀어지고 압박받는 접형골에 1g의 압박도 더해지지 않도

    32년 차 두개천골요법 접형골 마스터

록 제어하는 듯 보인다.

그래서 정상적인 성장 과정이 방해된다. 정상적인 두개골 성장은 접형골에게 자칫 추가 압박을 줄 수도 있으니 말이다.

느린 아이들이 가지는 생존형 신경 시스템

정상적인 속도가 주는 압박을 회피하기 위한 접형골의 생존 전략. 그 전략이 압박을 피하게 할 수는 있어도 아이가 아이로서 누려야 할 인생의 찬란한 순간은 앗아 간다. 몸은 늘 생존 우선이다. 생존 가능한 상태가 우리 입장에서는 행복한 상태와 동일하진 않다. 인간은 유희의 동물이다. 기쁨이 있어야 한다. 즐거움이 있어야 한다. 단지 살아 있는 것으로는 삶의 의미를 느끼지 못한다. 그럼에도 불구하고 트라우마를 겪은 몸은 온통 생존에만 신경을 쓴다. 생존형 신경 시스템은 결코 위험을 감수하지 않는다. 아이가 바깥세상을 보지 못하도록 감각을 민감하게 만들어 위험 신호를 보내 단절시키고, 언어와 학습 기능을 떨어뜨려 사회화를 방해한다. 그렇게 세상과 차단되어 느린 시간 속에 갇히게 된다.

CST는 아이들의 생존형 신경계에 안전에 대한 감각을 다시 창조하는 작업이다. 안전의 감각은 접형골이 느끼는 압박이 해소될 때 일어난다. 시간이 다시 흐르기 시작한다. 아이들이 느림의 흐름 속에서 깨어나기 시작한다. 안전해야 재건이 가능해진다. 태어날 때부터 틀어진 삐딱한 접형골이 늘 느껴 왔던 불안도, 가만히 멈추는 방법을 배울 때 진정되기 시작한다.

태어났던 당시로 돌아갈 순 없다. CST는 태어났던 당시의 기억을 가지고 있는 몸, 접형골에 접촉, 변이 패턴을 감지한다.

　신생아의 몸은 반액체 상태다. 5살의 아이는 여전히 반액체의 몸이
며, 성인의 몸 안에도 속옷처럼 반액체의 몸이 존재한다. 그것이 바로
다차원적 몸 시스템이다. 차원이 다른 몸이 병렬 우주처럼 겹겹이 존
재한다. 반액체의 몸에 기록된 트라우마의 기억은 반액체의 몸에서만
치유된다. 이것이 CST 뉴트랄 방식의 치유 파워다. 출생 트라우마로
발생한 접형골 변이 패턴은 출생 당시 신생아의 몸과 같은 상태의 반액
체 차원에서 감지, 치유할 수 있다. 그래서 어릴 땐 느린 아이가 아니었
지만 성인이 돼서 출생 트라우마가 발현되는 성인도 (성인ADHD/만성
우울증/만성 무기력증 기타) 치유가 가능한 것이다.

마치 접형골이 동그란 물풍선 안에 둥둥 떠 있는 것처럼

느껴야 한다. 따듯함을 품은 손이 닿은 어린 접형골.

주변이 부드럽게 녹아 말랑말랑해질 때

참았던 생명의 숨소리가 미묘한 떨림으로 나온다.

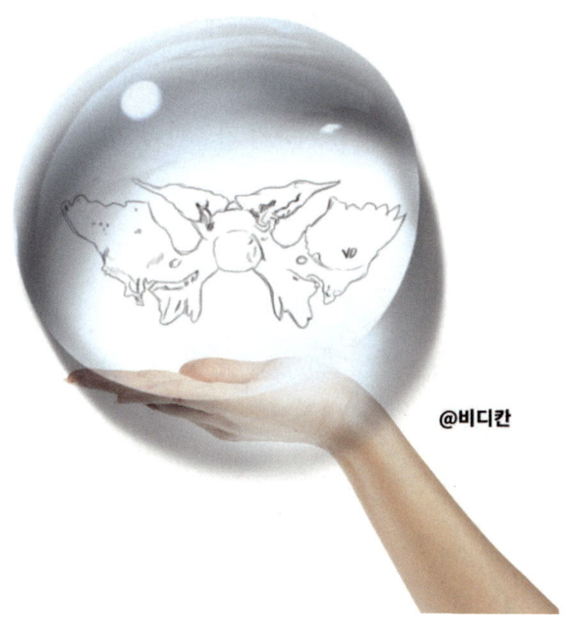

접형골 압박이 만드는
초민감성

"손에 힘을 조금 더 빼 주시겠어요?"
'어 아직 접촉도 안 했는데 어떻게 손에 힘을 빼지?'

손이 채 접촉도 하기 전에 벌써 압박감을 느끼는 고객. 손에 힘을 빼 달라고 요청하시니 CST 전문가도 요청에 응해야 하는데 닿지도 않은 손에 어떻게 힘을 빼야 할지 난감한 순간이다. 이런 난감한 요청은 대부분 접형골 접촉 시 일어난다.

난 이것을 **접형골 압박 민감성**이라 부른다. CST는 특정 몸의 부위에 손바닥이나 손가락을 가볍게 접촉한다. 접형골의 경우 정통적인 방식에서는 양쪽 엄지손가락이 관자놀이에 닿는다.

평소에 두통이 오거나 골치가 아플 때 꾹꾹 눌러 주던 관자놀이 양측에 CST 전문가의 엄지손가락이 닿았을 뿐인데 혹은 엄지손가락이 관자놀이를 향해 가고 있는 중이었는데 압박을 이미 감지하는 센스.

접형골 압박 민감성이 최초로 일어나는 순간은 바로 출생 시다. 겸자/베이큠 분만에서 발생하는 도구에 의한 직접적인 머리 압박은 접형골 압박 민감도를 최상으로 높인다. 단, 출생 과정에서 생긴 기계적 압박이 같아도 압박 민감도가 비례하진 않았다. 개인적 차이가 생기더라. **출생 후의 성장 환경이 가장 큰 변수가 되는 것 같다.** 응급 상황의 분만에서도 성장 환경이 안전하게 보장되고 지원된다면 민감도는 떨어져 아이는 정상적인 발달 과정을 거칠 수 있게 된다.

반면, 출생 과정은 분명 순조로웠는데 접형골 압박 민감도가 최상인 경우가 있다. 나의 경우가 그랬다. 출생 과정이 순조로웠는데 접형골 민감도가 높다면 출생 후 어떤 일이 있었는지 살펴볼 필요가 있다. 출생 과정이 순조로웠다면 출생 후,

(1) 의자나 침대에서 넘어지거나 떨어진 물리적 충격
(2) 미끄러지거나 넘어지면서 안면부(턱, 이빨 기타) 충격
(3) 앞뒤로 넘어지거나 옆으로 쓰러지면서 머리/목 충격
(4) 교통사고 기타 사고에 의한 트라우마
(5) 부모 관계의 불화로 인한 불안
(6) 양육자의 우울증/외면/방관

기타 등등

물질적인 트라우마나 충격 외에도 부모의 관계 불안정에서 오는 성장 환경 불안이 접형골 압박 민감도를 높이는 것으로 보였다. 엄마 혹은 양육자의 우울증이나 외면, 방관으로 인해 충분한 애착과 교감이 형성되지 않은 경우에도 생존 트라우마 현상이 일어나 접형골 민감도가 높아졌다.

출생 후 성장하면서 아이들은 넘어지고 자빠지고 다치기 일쑤다. 근데 이 시대는 그 모든 사소한 것들이 몸에 선명하게 남는 듯 보인다. 지워지지 않는 멍 자국처럼 남아 아이의 미래 건강을 위협한다.

경쟁이라는 사회적 압박이 만드는
접형골 민감도

예전처럼 아이들이 넘어지고 다쳐도 또래 아이들과 놀고 울고 웃다 보면 자연치유가 많이 된다. 하지만 요즘은 어떤 세상인가. 아이들끼리 어울리는 때부터 벌써 경쟁이다. 기어다니기 시작하면 바로 학원부터 다닌다는 말이 나올 정도다. 어린아이들이 가족 안에서 충분한 사랑과 관심을 받으며 서로 눈을 마주 보고 우쭈쭈 소리를 들으며 성장하는 것이 아니라 경쟁으로 성장한다. 경쟁은 신경을 곤두세우는 일이다. 아이들이 일찌감치 신경을 곤두세우면 쉽게 지치고 피곤해져 더 이상 아이처럼 살지 못한다.

아이는 즐거워야 하고 아이는 신나야 하는데 경쟁하는 아이들이 뭐 그리 신나고 즐거울까. 그러니 자연 치유력이 떨어져 스스로 치유하지 못하고 결국 트라우마화된다.

접형골 압박 민감도는 경쟁 사회가 만들어 낸 결과다. 아이들의 접형골, 그 어린 접형골이, 아직 채 골화가 끝나지도 않았을 그 보드라운 접형골이 경쟁이라는 사회의 압박을 환경으로부터 받고 있으니 민감도는 자연 상승할 수밖에 없다. 접형골 민감도가 높아지면 신경 민감도도 높아져 자율 신경계 기능에 영향을 미친다. 뇌-신경-내분비 통합계가 불안해지면서 아이의 면역계를 격하게 떨어뜨릴 것이다.

경쟁으로부터 벗어나게 하는 것이 해결책은 아니다. 경쟁을 하면서 경쟁의 압박을 해소해 줄 방도가 필요하다. 현실에서 벗어날 수 없다면 현실에 적응할 수 있도록 도와야 한다. 과부화가 걸린 아이들은 경쟁에서 뒤처지기 마련이다. 집중력이 떨어지고 산만해져서 효율성이 떨어진다. CST는 출생 후 사회적, 환경적 압박에서 발생하는 접형골 민감도를 편안하게 풀어 주는 훌륭한 방도다. 접형골 압박 민감성에 내가 이토록 관심을 기울이는 것은 나 또한 대단한 접형골 민감자였기 때문이다. 여기 내 이야기를 여러분께 들려주려 한다.

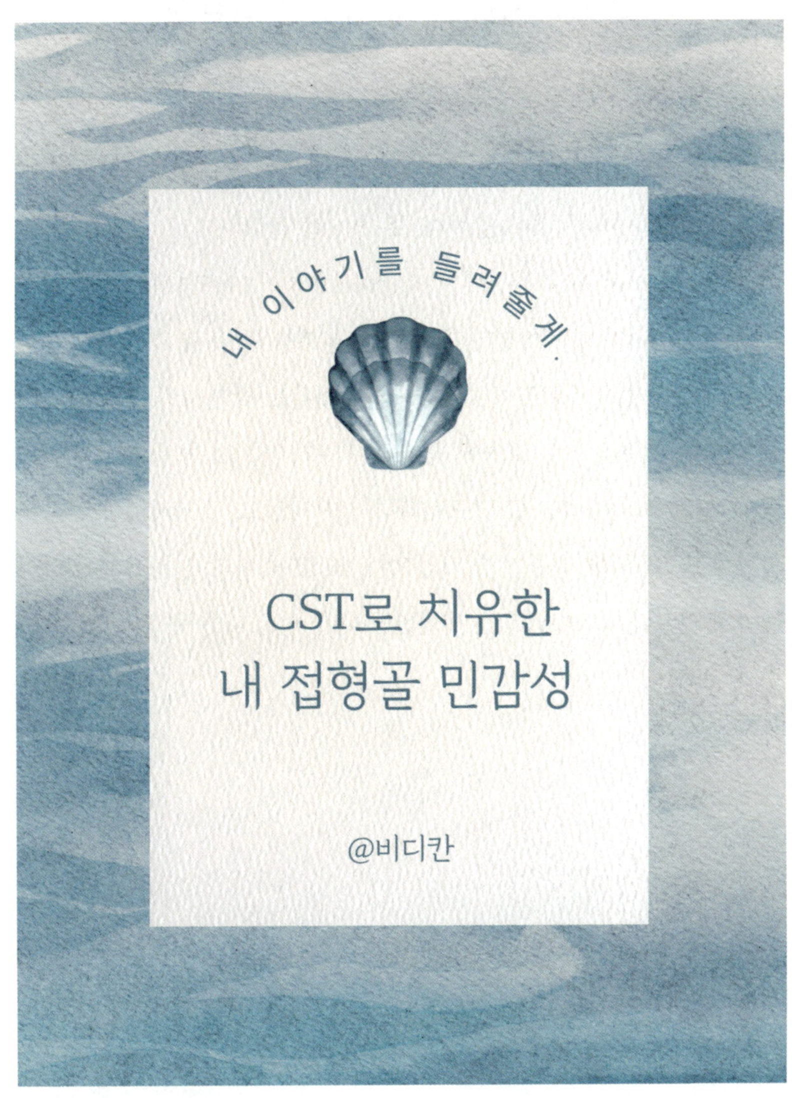

내 이야기를 들려줄게.
CST로 치유한
내 접형골 민감성
@비디칸

CST로 치유한 내 접형골 민감성

1995년이다. 내가 처음 인도, 푸나라는 곳에서 CST두개천골요법 전문가 과정을 시작한 것이 말이다. 운명처럼 끌렸다기보다, 운명이 날 이끌었다는 것이 지금 시점에선 적당해 보인다. 1995년에 시작된 CST 교육은 2014년까지 이어졌다. 스위스에 본부를 둔 유럽 CST 학교 중의 하나인 ICSB 협회가 CST에 대한 개념과 스킬을 발전시키고 진화해 나갈 때마다 지속적으로 교육에 참가하며 우리(비디&칸)를 업그레이드 했다. 협회가 인증하는 CST 프랙티녀서가 되었고, 필기시험과 논문을 통과해 BCST 국제 전문가가 되었으며, BCST 소아과 전문가라는 타이틀까지 얻었다. 그리고 그 긴 세월만큼 내가 얻은 다른 큰 것이 있었다.

1995년, 그해 나의 접형골은 민감성의 정점에 이르러
누구도 내 접형골에 손을 대지 못했었고
2014년, 그해에는 누구나 내 접형골에 손을 댈 수 있었다.

　인도 푸나에서 내가 참여했던 모든 CST 트레이닝 교육 과정에는 동양인이 드물었고 실습 파트너도 대부분 서양인이었다. 내가 접촉해야 하는 접형골은 매우 컸고 그들이 접촉해야 하는 나의 접형골은 상대적으로 매우 작았다. 이런 여건을 감안하더라도 접형골 민감성이 높다는 것은 접형골 접촉을 시작한 첫날부터 드러났다. 손이 측면에서 다가올수록 느껴지는 압박감. 숨도 쉬지 못할 정도로 압박감은 너무 강렬해서 눈물이 날 지경이었다. 당시만 해도 그것이 접형골 민감성이 높아서인지 알지 못했고 [단지 좀 접형골이 예민한 동양 여자] 정도로 인식되어 실습 파트너 기피(?) 대상이 되었달까. 아니 오히려 내가 접형골 실습을 회피하였다. 덕분에 내 접형골은 티처인 보드레나와 어시스턴트들의 몫이 되어 상급자(?)들의 손맛을 충분히 맛볼 수 있었다.

접형골 민감성은 태생적으로 날 과민한 성격처럼 보이게 했다. 과민하고 민감한 성품은 나를 피곤하게 만들고, 인간관계를 불편하게 만들었다. 까칠한 내 성격에 내가 찔리는 느낌이었다. CST 전문가 과정을 참가하게 된 핵심 목적 중의 하나는 바로 나의 민감성에 대한 치유가 필요해서다. 무엇이 날 그토록 민감과 예민덩어리로 만드는지 정확히 알지 못한 채, 그저 태생적으로 그런가 보다 하며 살았지만 너무 불편했다.

그러니 여러분도 자신을 불편하게 만드는 송곳 같은 예민함과 민감성이 있다면 그것을 자신의 태생적 성격으로 치부할 것이 아니라 내 몸 어딘가가 그렇게 만드는 요인이 있음을 알아야 한다. 그것이 치유되면 나의 까칠함과 민감성 지수가 확 내려가면서 더 이상 나를 찌르지 않을 정도로 고와지며, 더 나아가 나의 민감성이 장점이 되는 특정한 시기가 오게 된다. 난 이미 그 과정을 겪었고 경험하였다. 지금도 그 과정은 리듬을 타며 내가 어떤 사람인지를 잊지 않게 알려 준다.

결국 나는 목적에 도달하였다.

CST 교육을 받으면서 가장 획기적으로 변했던 것은 **신경의 안정**이었다. 항상 곤두서 있던 내 신경이 어느 날부터 서서히 내려가기 시작했다. 꼭 짚어서 언제부터라고는 특정할 순 없으나 어느 날… 내가 얼마나 편안한지를 보게 되었다. 그리고 접형골 접촉이 가능해졌다. CST 트레이닝은 수많은 실습의 연속이다. 그런데 실습 파트너의 접촉이 불편하고 힘들면 실습이 자연스레 어려워진다. 불편했지만 놓지 않고 묵묵히 지나가니 내게도 신경 안정과 접형골 접촉이라는 선물이 왔다. 딱 2년 만에 온 것이다. 첫 CST 트레이닝(1995년 인도)에 참가한 지 2년 만에 접형골 압박 민감성이 확 떨어지면서 접촉도 가능해졌고 실습도 편해졌다. 접형골 압박 민감성의 하향은 신경 안정의 상향이다.

그래서 궁금해졌다.

출생 과정이 순탄했던 내가 높은 접형골 압박 민감성을 가지게 된 것은 무엇 때문일까? 그 해답은 지금까지 32년째 하고 있는 CST 자가 치유를 통해 답을 얻었다. 목 때문이었다. CST를 애초에 배우기 시작한 동기가 바로 [불편한 목] 때문이었고 내 목의 불편함은 초등학교 때 있었던 사고 때문이었다. 그걸 까마득하게 잊고 지냈었다. 어린 시절 겪었던 사고이다 보니 전혀 기억하지 못하고 있었다. 치유 과정에서 문득 선명하게 떠오른 당시의 기억 이미지. 그것을 보자마자 내가 겪었던 민감성의 설계도가 이해되었고, 접형골 압박 민감성이 발생한 요인이 보였다. 정수리에서부터 눌러진 압박에 의해 목을 다쳤고 너무 아파서 소리조차 내지 못했던 기억이 한꺼번에 밀려왔다.

사고 이후 어렸던 나는 무엇을 느끼며 살았을까. 분명 난 낙천적인 아이였다. 그 성격이 날 살렸다고 여긴다. 압박의 날(?) 이후 날이 선 신경은 휴화산처럼 비활성화 상태였다가 대학교 2학년 때 폐결핵으로 1년간 학교를 휴학하면서 활화산이 된 것 같다.

일종의 투병 생활을 하면서 2년 반 동안 몸속은 항생제로 절었고(덕분에 항생제 부작용을 잘 알게 되었다) 20대 초반 꽃다운 나이에 건강하지 못했다. 이때도 낙천적인 무데뽀 성격 덕분에 살아남았던 것 같다. 직관력도 한몫했다. 나를 극한으로 밀어붙이며 죽고 싶지 않으면 살아라 몰았었다. 역시 내 몸은 생존 적응력이 최고더라. 그렇게 살길을 찾은 것이 인도행이었고 인도에서 결국 힐러가 되었다. 팔자에도 없는 힐러가 된 것이 아닌가도 싶었지만 힐러가 되기 위해 내가 깔아놓은 판을 걸어 온 느낌이랄까. 기시감… 알고 있었는데 몰라야 되는 근데 이미 아는 듯한 묘한 느낌.

접형골 민감성이 떨어지니 표정도 바뀌더라. 늘 뭔가 묘하게 곤두서 있던 내 표정이 부드럽게 변하기 시작한 거다. 신경이 편해지면 얼굴도 편안해진다. 오랜만에 만나는 지인들이 내게 해 주는 말 중에 가장 좋아하는 말은

"편안해 보이시네요."

편안해 보인다는 것은 지금의 내가 꽤 건강하게 잘 살고 있다는 피드백처럼 들린다. 온갖 풍파를 다 겪어도 얼굴이 편안해 보이면 깨달은 바가 있어 부드럽게 내려놓은 채 중심에 앉아 있는 듯하다. 그것이 CST를 하면서 내가 체득한 치유 원리이다.

매일 밤 잠자기 전, 접형골에 손을 접촉한다.

매일 접형골에 손을 대는데도

접형골이 전혀 안 느껴질 때도 있다.

잠이 들락 말락 할 때 겨우 뭔가 조금 보일 때도 있는데

상관없다.

중요한 것은 내가 매일 접형골과 만나는 것이다.

내 접형골이지만 접촉하고 있으면 압박이 느껴진다.

손의 힘을 적당히 푸는 법을 내 접형골이 훈련시켜 준다.

접형골 민감성을 지금처럼 유지해 준다면

내 삶이 평온할 것 같다.

그래서 부지런해야 한다.

스스로 치유할 수 있는 것은 삶의 큰 행운이며 복이다.

CST는 자가 치유self-healing가 가능한 스킬이다.

일단 한번 배워 두면 누군가를 위한 전문가가 되진 못해도

나를 위한 자가 치유 전문가는 될 수 있다.

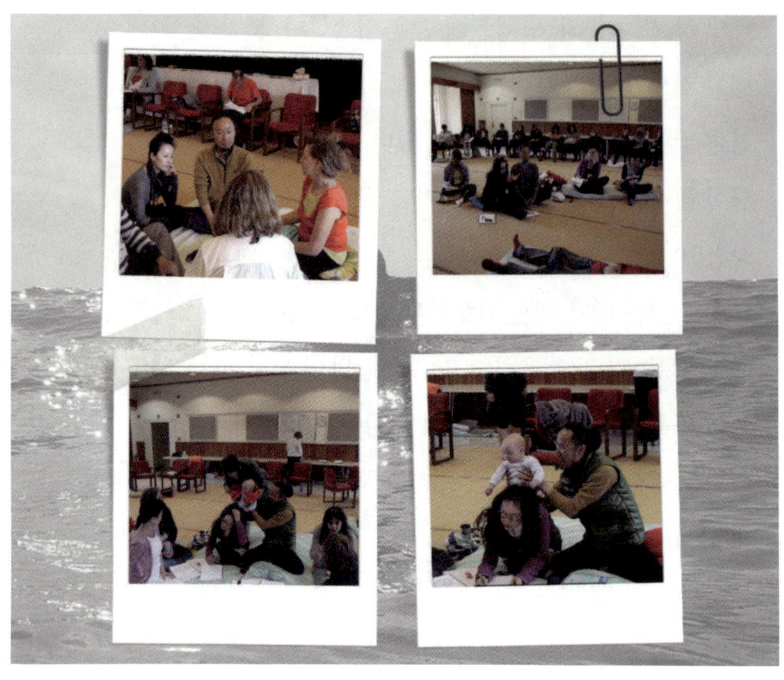

스페인/이탈리아/한국 3명의 동시통역이 이루어졌던 2012년~2014년.
BCST 소아과 전문가 과정의 모습. 나는 CST 영어 통역에 특화(?)된
사람이랄까. 여기 모인 BCST 전문가들은 이미 전문가 과정을 다 끝내
고 각자의 나라에서 전문가 혹은 나처럼 티쳐(ICSB와는 별개)로 활동
하고 있는 경력자(?)들이다.

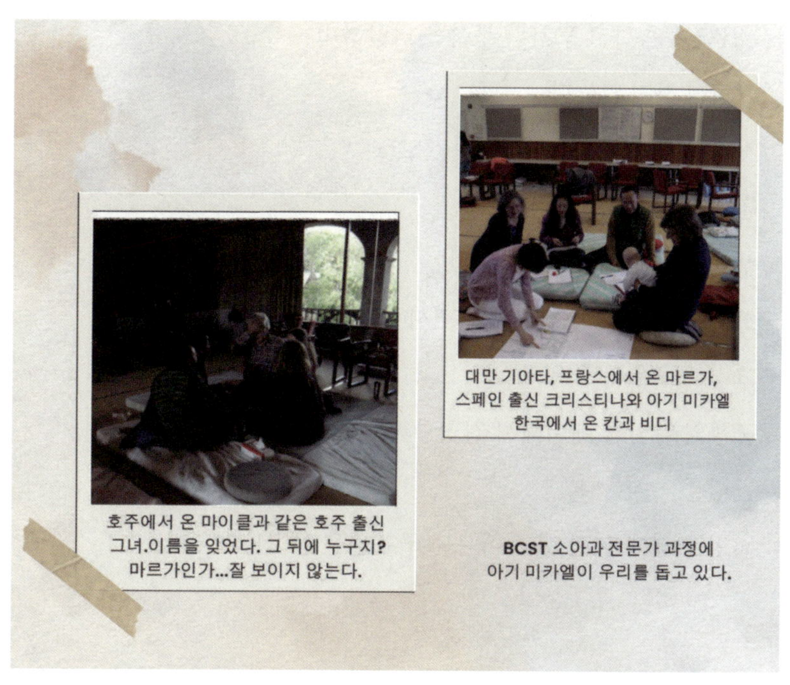

호주에서 온 마이클과 같은 호주 출신
그녀.이름을 잊었다. 그 뒤에 누구지?
마르가인가...잘 보이지 않는다.

대만 기아타, 프랑스에서 온 마르가,
스페인 출신 크리스티나와 아기 미카엘
한국에서 온 칸과 비디

BCST 소아과 전문가 과정에
아기 미카엘이 우리를 돕고 있다.

사진은 모두 티처인 보드레나가 찍은 것이다. 이때만 해도 칸과 나는
사진 찍는 것을 좋아하지 않아 사진을 많이 찍지 않았고 지금처럼 스마
트폰 사진 기능도 좋지 않았었다. 내내 무거운 DSLR 사진기를 들고 다
녔다. 수업 시간에는 통역하느라 사진 찍을 엄두도 내지 못했는데 다
행히 이렇게 사진이 남아 기억하기 좋으네. 감사한 일이다.

CST는 부족하고 모자란 부분을 닦달하며

고치려 하지 않는다.

가만히 함께하며 놓지 않고

옆에 있어 준다.

생색내지 않으며

모든 치유는 몸이 했노라 하면서 말이다.

그러하듯 우리 몸은

출생의 압박을 대비해서 접형골과 더불어 충분히 열어

탄생을 맞이한다.

접형골 외에 열린 채 태어나는 구조들을 살펴본다.

천문: 머리가 숨을 쉰다

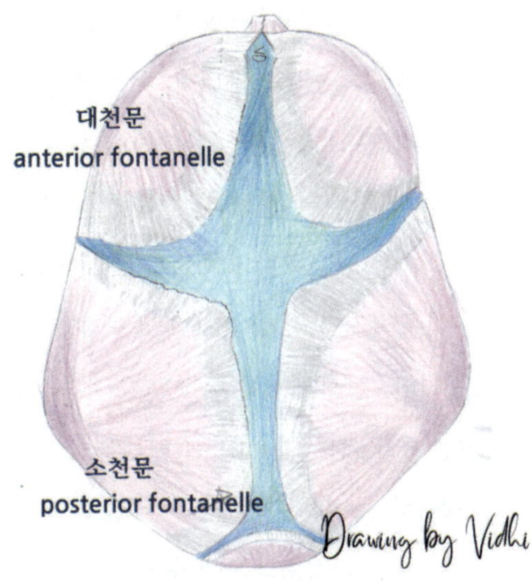

막 태어난 아기를 보면서 부서질까 조심조심 안으며 함박웃음을 짓는 가족들. 품 안에서 새근새근 숨소리마저 신기한 새 생명은 그렇게 공기로 가득 찬 새로운 세계로 온다.

아기는 머리조차 숨을 쉬는지 숨골이 있다. 이 숨골은 천문이다. 하늘의 문. 머리는 하늘이고 머리에 열린 문이 바로 천문, 숨골이다. 이 천문 덕분에 아기는 태어나는 과정에서 발생하는 엄청난 압박을 견뎌내고 태어날 수 있다.

유연하게 열려 있어 압박이 오면 그 압박을 충분히 받아 내어 수축한 후 다시 열린다. 만약 닫힌 상태로 압박이 가해지는 산도를 빠져나오려면 아마도 깨지지 않을까. 몸은 신이 설계한 대로 불완전하게 살짝 열린 하늘, 머리의 문, 천문을 열어 놓은 채 생명의 길을 통과하도록 하였다. 비단 천문만 열어 놓은 것이 아니다. 두개골을 구성하고 있는 다양한 뼈들이 압박에 잘 견딜 수 있게 [산도 통과용 디자인]을 한 채 태어난다. 그리고 시간을 견디며 천천히, 가을 햇살에 곡식이 무르익듯 성장하면서 서로에게 다가가, 융합되며 하나로 이어진다.

완전한 융합이 이루어진다 해도 CST에서는 여전히 숨골의 흔적을 손으로 감지할 수 있다. 신생아처럼 머리가 숨 쉬는 소리를 융합이 끝난 머리에서도 듣는 CST. 신생아 머리에 있는 숨구멍 중 가장 많이 알려진 대천문(전천문)과 소천문(후천문)을 직접 그려 이미지로 만들었다. 열린 숨구멍들은 4~6개 정도라는데 숫구멍으로도 불린다. 이 숨구멍들은 시간이 지나면서 점차 [봉합]이 되면서 경계면이 된다. 대천문과 소천문이 교차하는 그곳. 딱 왕관을 쓰는 자리다. 우리는 태어날 때부터 왕이요, 왕비였나 보다. 머리에 관을 쓸 자리까지 미리 만들어 놓은 것을 보니. 누가 그 관을 쓸지는 살아 보면 알겠지.

출생 시 두개골 구조

1 Frontal Bone_2 Parts

2 Temporal Bone_3 Parts

(1) Squamous part
(2) Petrous part(Mastoid Process absent)
(3) Zygomatic process

3 Sphenoid Bone_3 Parts

(1) Sphenoid body(including lesser wings)
(2) Greater wings 2 parts
(The greater wings form a unit with
the pterygoid processes)

4 Occiput_4 Parts
Squamous part/ 2 condyle part/ Basilar part

5 Pelvis_3 prats

@VIDHIKHAN CST ——————————————————— #sphenoid

CST 영어 원문 그대로 잘 정리해서 표로 만들어 보았다.
여기저기 흩어져 있는 자료를 메모해 두었다 표로 깔끔하게
만들면 보기에도 좋고 기억하기도 좋다. 내 공부를 위해
만든 것인데 책에 공유해서 잘 기억해 보려 한다.

열린 채 태어나는 뼈들

열린 머리의 숨골이 출산을 용이하게 만들 듯 다른 머리뼈의 구성원들도 숨골은 아니어도 출산에 대비한다. 막 태어난 아이의 전두골/측두골/접형골/후두골&골반까지 열려 있다. 닫힌 결말이 아니라 열린 결말을 보듯 아이의 **열린 미래가 열린 두개골에 담긴다.**

1. 전두골

Frontal Bone_2 Parts

태어날 때 2 파트로 나뉘어 있다. 전두골 중앙에 선명하게 남아 있는 경계선이 보인다. 골화가 되어 융합이 끝나도 PR(첫 번째 호흡) 운동성은 원래의 형태대로 감지된다. 지금은 하나지만 원래 2개였기에 CST에서는 원래의 전두골 숨소리 운동성을 감지한다. 마치 살아 숨 쉬듯 전두골이 열렸다 닫혔다 하는 미묘한 모션이 손 아래 피부, 피부 아래 더 깊은 곳에서 울리듯 감지된다.

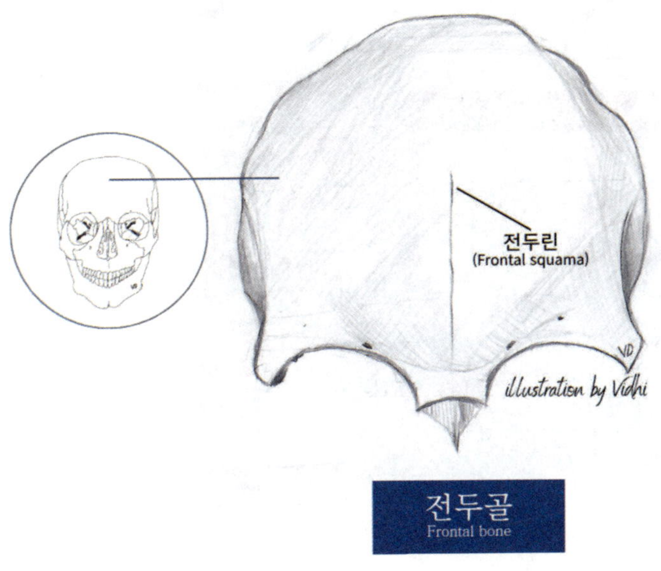

　전두골은 흔히 이마라고 불리는 곳이다. 우리는 골치가 아플 때 [아이구야] 하며 한 손은 이마에, 다른 한 손은 허리께에 올려놓고선 당황스러운 제스처를 만들곤 한다. 골치가 아플 땐 머리 앞쪽이 지끈거리며 아프기도 하다. 이마가 훤칠하면 시원한 인상을 준다. 이마가 좁으면 속도 좁아 보이곤 한다. 사람의 첫인상을 만드는 우리 얼굴 중 가장 큰(?) 부분이 바로 전두골. 소속은 머리뼈 쪽이다. 얼굴의 가장 윗부분을 담당하고 있지만 얼굴뼈 소속은 아니다. 역설적이다. 전두골 정중앙에 융합이 끝나서도 여전히 남아 있는 전두린. 멋있다.

2. 측두골

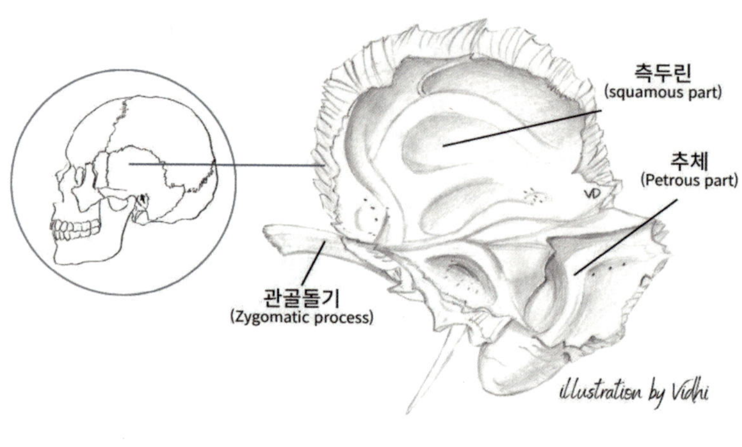

　　측두골은 출생 시 엄마의 골반 내 머리를 돌리는 과정에서 압박을 쉽게 받는 두개골 중 하나다. 추체/측두린/관골돌기 3 파트로 나뉜 측두골은 압박의 시간이 길어지거나 엄마의 골반 형태의 특이성에 따라 변이가 발생할 수 있다.

출생 시 발생하는 측두골 압박은 아이의 청각 민감성에 큰 영향을 주는 것으로 보였다. 태어난 후 청각이 너무 예민하거나 잘 듣지 못할 때 아이의 생존과 정상적 발달에 위협이 될 수 있다. 엄마가 부르는 소리가 들리지 않으면 소리의 방향으로 목을 돌리지 못한다. 소리가 나는 방향으로 목을 돌리는 과정을 거쳐야 목을 가눌 수 있는 충분한 힘이 쌓인다.

청각이 너무 예민한 경우, 신생아로서 자야 할 충분한 수면에 방해받는다. 잠이 충분치 않으면 면역 체계가 위협을 받을 수 있다. 성장하면서 측두골의 변이가 자연스럽게 해소되는 경우도 있다. 반대의 경우, 해소되지 않은 측두골 변이는 아이의 균형 감각, 청력, 목, 턱까지 영향을 미친다.

엄마 골반의 형태가 측두골에 찍히는 출생 도장

내가 발견한 흥미로운 점은 엄마의 골반 형태가 아이의 두개골과 얼굴 형태에 영향을 미치는 것이다. 출산은 엄마와 아기에게 가해지는 거대한 압박을 이겨 내며 나아가는 둘만의 위대한 여정이다. 그 여정의 징표가 꾸욱 찍히는 게 얼굴과 머리다.

골반의 형태는 엄마가 찍어 주는 출생 도장처럼 아기의 얼굴과 머리에 엄마의 가족력이 가진 특유의 골반 문양으로 찍힌다.

3. 후두골

후두골은 태어날 때 후두골 기저면 1개/후두과 2개/후두린 1개. 4개의 파트로 나뉘어 있다. 흔히 '뒷골 땅긴다!'라고 할 때 사람들이 손바닥을 딱 대는 곳. 바로 거기. 뒤통수라는 대중적 이름을 가진 후두골은 접형골과 기저면을 이루며 두개골의 핵심 구조가 된다.

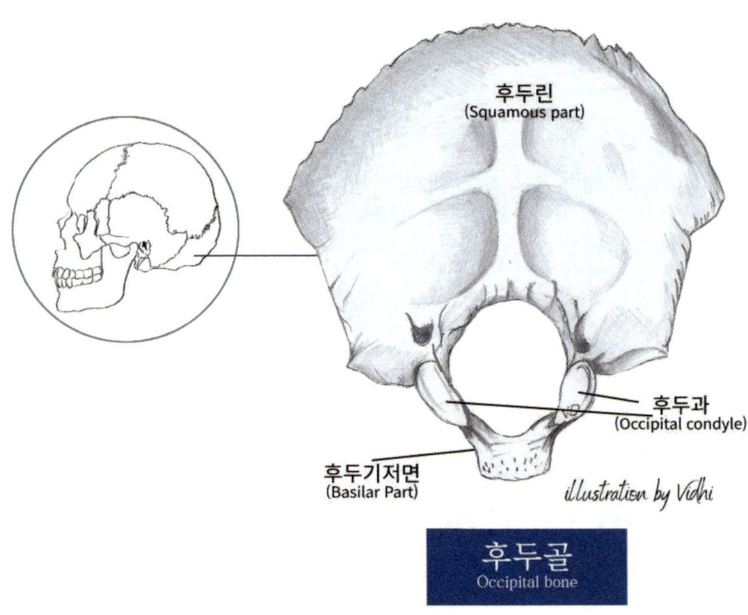

4. 접형골

Sphenoid Bone_3 Parts

아래 보이는 접형골은 이미 우리가 보았던 신생아의 접형골이 아닌 성인의 것이다. 융합이 끝나 제법 단단해 보인다. 신생아 때 확실히 벌어졌던 대익과 접형골체 사이가 눈으로는 보이지 않을 정도로 모아졌다. 세 부분의 접형골이 융합되는 시기는 12~16세로 융합 시기는 개인차가 있다. 그래서 우리 모두는 독창적인 존재가 된다.

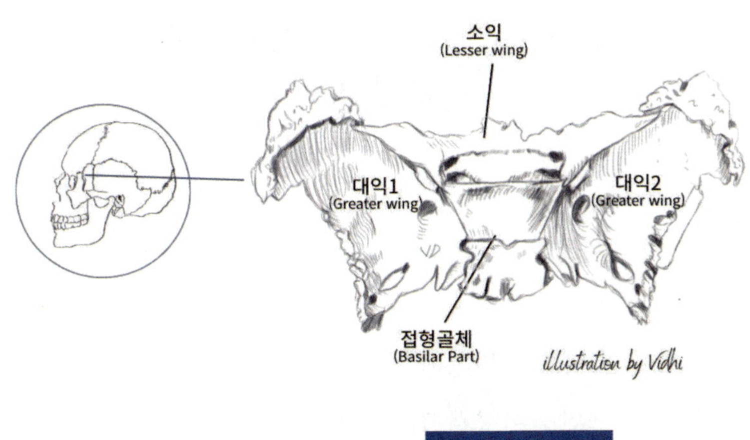

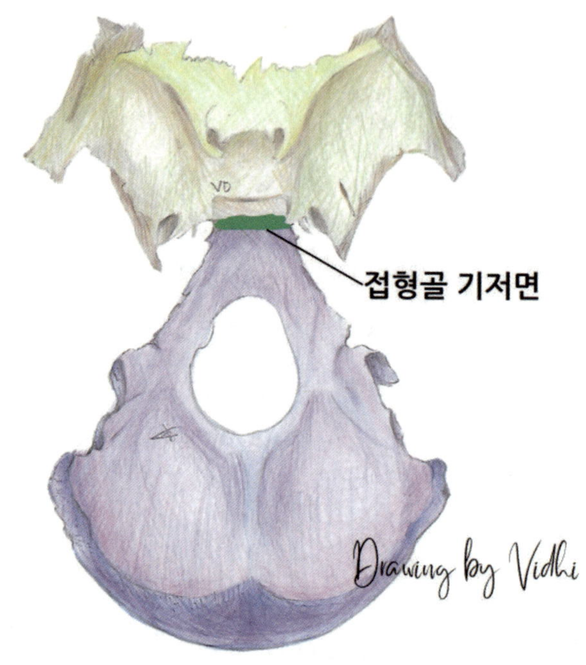

접형골과 후두골은 서로의 바닥을 공유한다. 마치 자석처럼 찰싹 붙어 경첩의 한 쌍이 된다. 접형골과 후두골 기저면은 부부 같다. 부부 관계가 좋으면 찰떡궁합처럼 우리 몸 상전에서 훌륭한 가족의 장이 된다. 사이가 나쁘면 틀어져 몸 전체에 찬바람이 분다. CST는 부부 같은 특별한 관계를 더 특별히! 잘 다룬다.

5. 골반

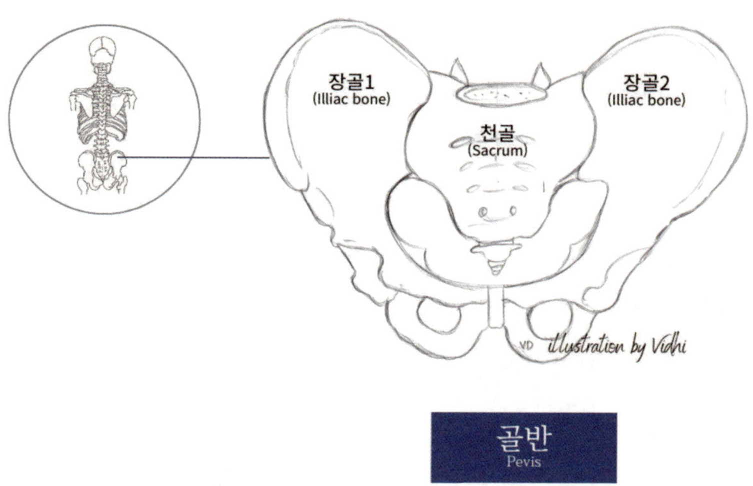

　엄마 뱃속에서 태아는 성장하면서 두 다리를 좁은 공간 안에서 교차하고 있거나 구부려야 한다. 마침내 출산이 시작되었을 때 자궁벽을 발바닥으로 힘껏 밀며 세상 밖으로 나온다. 나올 때는 제일 마지막 압박 관문의 시험대에 서게 된다. 골반이 부드러워야 잘 빠져나온다. 그 부드러움은 골반에 여전히 빈틈이 존재하기 때문이다. 아기의 몸 중 가장 큰 머리가 통과했다면 골반은 압박의 시험대를 어렵지 않게 통과할 테다. 골반 융합은 여성의 경우 35세에도 일어난다고 알려져 있다. 신기하다.

출생 후 2주
신이 주신 자연치유의 시간

출생 과정에서 생기는 변이는 후천적이다.

후천적 접형골 변이 패턴이다. **후천적인 것은 환경적 요인과 치유의 조건이 갖추어지면 회복 가능성이 크다.** 출생 시 발생하는 대부분의 패턴은 출생 후 2주간 열심히 엄마의 젖을 빨고 울고 보채면서 얼굴과 머리에 발생하는 자극으로 자연치유가 되는 경우가 많다고 알려져 있다. 이런 점에서 모유 수유가 얼마나 중요한지, 산모와 신생아의 밀착 관계 필요성이 부각된다. 생후 2주간은 평생의 건강을 창조하는 시간이다.

나아가 생후 1년은 평생을 지배할 치유력이 극대화되는 시점이다. 우리는 출생 시 어떤 상황을 경험한다 해도 치유할 기회가 주어진다. 기회를 놓치지 않고 아이의 양육자 혹은 보호자(엄마/아빠)가 아이를 보살핀다면 자연치유가 가능하다. CST는 살뜰한 보호자의 양육 환경에도 불구하고 아이 스스로 치유할 힘이 충분치 않을 때 필요하다. 빨리 치유를 시작하면 좋겠지만 성인이 된 이후에도 CST는 치유함에 게으름이 없다. 치유는 늘 현재 여기 있으니 말이다. 지금 치유하라. 언제나 지금이 가장 빠르다.

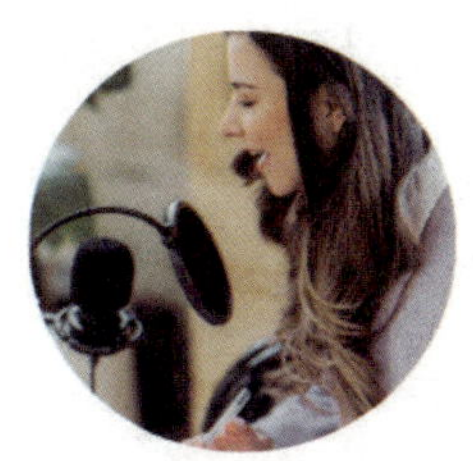

@비디칸

CST 온라인 힐링

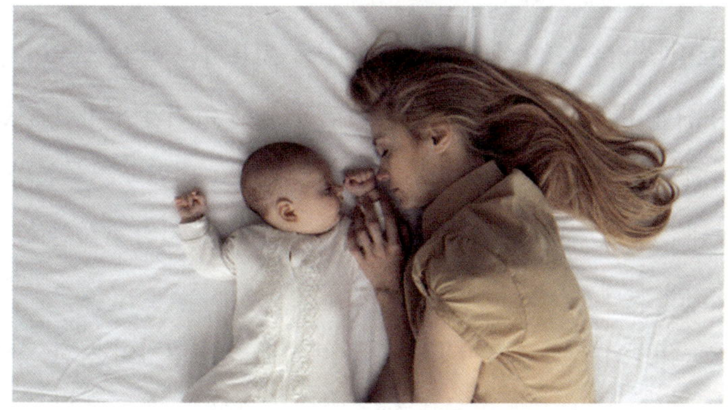

엄마와 아기가 함께하는
CST 온라인 힐링

코로나 팬데믹 4년은 내게 새로운 치유 필드를 열어 주었다. 비대면 힐링이 과연 가능할까 싶었던 CST 필드가 코로나 시대를 맞이하며 닫혔던 문을 확 열었다. 직접 비디칸으로 오지 않으셔도 줌이라는 환상적인 온라인 플랫폼을 통해 치유를 연결한다. CST 온라인 힐링이라는 상상치 못했던 치유 형태가 현실성 있게 기능하게 된 것은, 뉴트랄이라는 CST 스킬 때문이다.

뉴트랄 스킬은 고요함으로 뇌와 신경을 치유하는 핵심 스킬이며 자가 치유에 최적화되어 있다. 줌 온라인을 통해 아이와 엄마가 편안하게 자신의 집에 함께 누워 내가 안내하는 힐링 가이던스를 듣는다. 나의 안내 멘트대로 따라 하면 CST 세션을 받을 때와 거의 흡사한 싱크로율의 치유 상태가 된다.

물론 접촉했을 때 치유가 더 깊을 테다. 온라인 힐링이 끝날 즈음엔 대부분 깊은 이완 속에 있거나 잠든 경우가 많아 나 혼자 온라인 세션을 마무리하고 나오곤 한다. 더 깊이 휴식하고 충전하시라고. 아기와 함께 이동하기 어려운 엄마는 물론 지방/외국 거주 중이신 분들과 남의 접촉이 싫은 분들께 온라인 CST 힐링은 매우 효율적으로 치유를 전달한다. 간편하게, 간단하게.

생존을 위한 몸의 신성한 계획

지금까지 우리는 출산 시 발생할 수 있는 접형골 변이 패턴과 열린 채 태어나는 두개골을 살펴보았다. 겸자 출산이나 베이큠 분만으로 인해 접형골이나 두개골 특정 부위가 눌려 신생아의 얼굴과 머리가 이상해도 병원에서는 특별히 해 줄 것이 없었다. 시간이 지나면서 자연스럽게 정상적 상태로 돌아올 것을 기대하는 것 외에는 말이다.

우리 몸은 잘 짜인 도시 계획처럼 모든 구조들이 상호 연결되어 외부에 저항하고 대응하며 형태를 유지하고 생명을 보존한다. **근데 변이가 일어나게 허용한 것은 무엇 때문일까?**

신의 작품이라 불리는 인간의 형태가 태어나는 바로 그날, 죽을 것 같은 고통을 준다. 태어나는 날 겪게 되는 죽을 듯한 압박의 고통. 그렇게 눌리는 압박의 고통을 통과하면서 우리는 유연성을 얻게 되고, 방향 감각을 알게 되며, 살길을 찾을 수 있게 된다. 생애 최초의 경험에서 우리는 생존에 필요한 필수적 감각을 획득한다. 변이는 이 감각들을 왜곡한다. 나는 출생 시 그리고 출생 후 다양한 사건, 사고로 인해 발생한 접형골 변이가 한 사람의 몸과 마음에 미치는 쓰나미 같은 영향력을 보았다. 지금부터 그 이야기를 해 보려 한다.

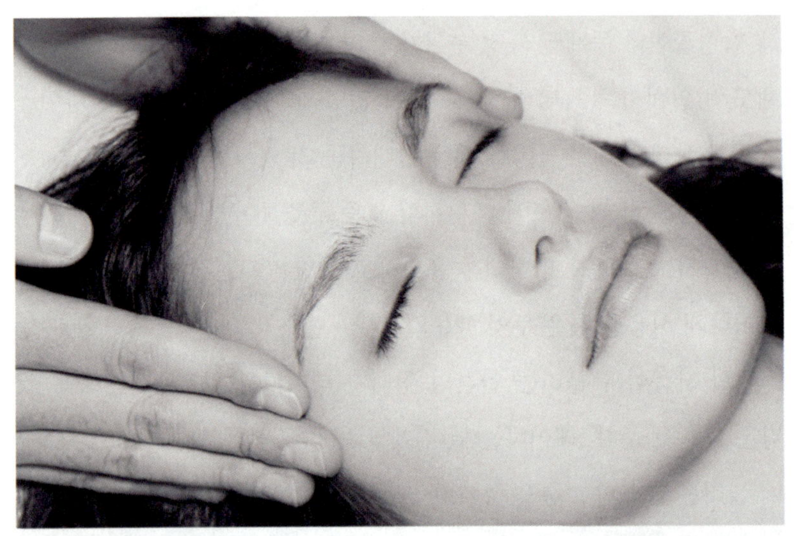

접형골 뉴접촉법 @비디칸

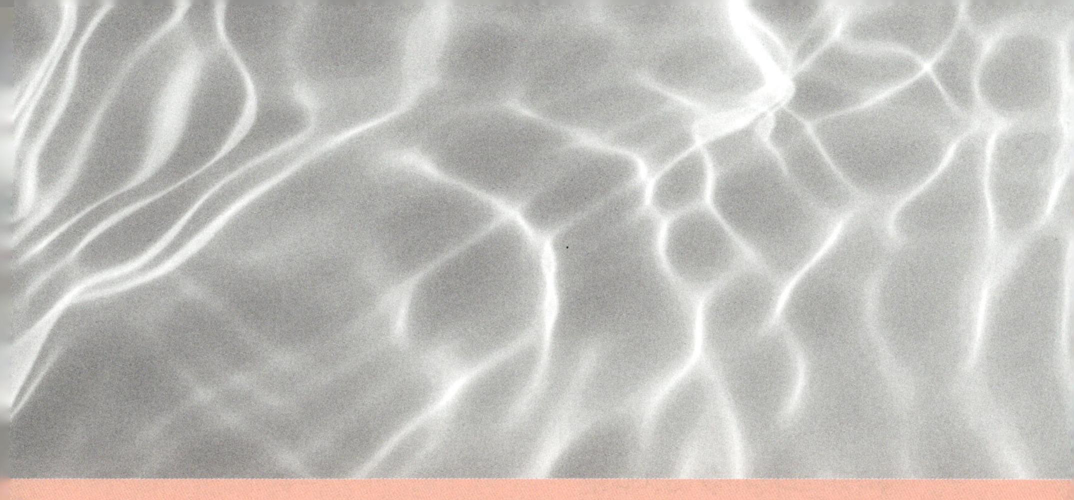

6부

접형골 8 패턴,
모든 트라우마는
접형골로 통한다

출생 후 트라우마
Post natal trauma

출생 후 1년/3년/5년간의 성장기에 발생한
충격과 트라우마를 CST에서는
"출생 후 트라우마"라 부른다.

자다가 갑자기 울린 전화 한 통을 받고 칸과 나는 잽싸게 일어나 차를 몰고 달려갔다. 아기가 곧 나올 것 같다는 전화였다. 임신 후 지속적으로 CST 세션을 받으며 태아 건강과 자신의 건강을 챙겼던 엄마는 진통이 시작되면서 친정 엄마가 아닌 우리에게 전화했다. 아이를 낳으러 갈 때 함께 가겠노라 약속을 했더랬다. 그날이 온 것이다. 분만이 시작되면서 나는 생전 처음 얇은 공포와 야릇한 불안을 느꼈다. 묘했다. 진통 시간은 길지 않았다. 분만실로 들어간 지 불과 20분 만에 순산하셨고 나는 신생아와 산모가 있는 방으로 들어가 어둠 속에 빛나는 아이의 얼굴을 마주 보았다. 그리고 바로 아이의 몸에 접촉한 후 CST 세션을 시작했다. 근데… 어떤 것도 손에 느껴지는 것이 없었다. 산모도 마찬가지였다. 일종의 거대한 스틸네스 상태에 있는 듯했다. 출생의 순간에 펼쳐지는 거대한 고요함의 물결 속에 내가 있었다.

어둠 속에서 칠흑 같은 고요함이 아이와 엄마에게 충분히 퍼져 갈 수 있도록 가만히 기다렸다. 그 경험은 출생 후 나타나는 고요함은 막 태어난 신생아와 산모에게 몸이 주는 최고의 치유 선물임을 알게 했다. 출산 후 산모의 고통을 자연스럽게 덜어 주고 회복시켜 주는 고요한 시간. 출생 시 아기에게 발생했던 압박을 부드럽게 풀어 주는 시간. 고요함/부드러움/풀어짐은 있는 그대로 CST 스킬이었다. 이 경험이 벌써 20년 전의 일이다. 아이는 이제 대학생이 되었다.

출생 후 1년 그리고 1~3년/3~5년 성장의 시간이 안전하고 안정되면 아이는 편안한 감성과 안정된 뇌신경-면역계를 갖게 될 것이다. 출생 후 성장의 시간이 불안하고 큰 충격이 발생한다면 아이는 불안한 감성과 불안한 뇌신경-면역계를 갖게 된다. CST에서는 이것을 [출생 후 트라우마Post natal Trauma]라 한다.

겸자 분만과 베이큠 분만 같은 기계적 압박으로 인해서만 접형골 변이가 아이들에게 발생하는 것은 아니다. 출생 후 불안한 성장 환경과 불안한 양육자와의 관계에서도 접형골 변이는 발생한다. 불안한 성장 환경은 아이가 쉽게 위험에 노출됨을 의미하며 그것은 곧 출생 후 트라우마가 발생할 만한 사건, 사고로 이어질 수 있다. 아이에게 일어나는 다양한 사건과 사고는 엄마 혹은 양육자의 세심한 보살핌이 있다 하더라도 한순간 발생한다.

　세심한 돌봄이 있음에도 막지 못하는 경우가 빈번한데 그렇지 못한 환경에서 성장한다면 위험 노출도는 더욱 많아지게 된다. 어떻게 성장하느냐에 따라 [출생 후 트라우마]도 자연치유가 될 수 있고, 치유되지 않은 채 평생 품고 살아갈 수도 있다.

성장 환경이 조각하는 트라우마의 형태

출생 후 트라우마가 제때 해소되지 않으면 아이의 성장기는 매우 불안하고 불완전하여 정상적인 성장 궤도에 진입하지 못하고 뒤처지게 된다. 또래 아이들보다 느린 아이가 될 수 있다. 하지만 다행히 성장기 때 특별한 증상이나 불편함이 나타나지 않을 수도 있다. 안전한 환경에서 성장했다면 말이다. 일종의 잠복기 같은 것이다. 트라우마가 표면에 떠오르지 않은 상태에서 성장하여 성인이 된 어느 날, 갑자기 트라우마 증상이 발현될 수도 있다. 대부분 인간관계/가족 관계/사회생활에서 큰 스트레스나 부담감과 불안이 트리거가 된다.

처음엔 상황이 경미하여 '뭐 이런 걸로 내가 이러지?' 할 수도 있다. 하지만 눈에 보이는 게 다가 아니다. 당장의 중압감과 스트레스가 경미해 보여도 그것이 해결되지 않고 쌓여 누적된다면 뭔가에 눌려 더 깊은 층의 트라우마가 악몽처럼 깨어난다.

쌓인 무게만큼 눌려 잠자고 있던 트라우마에 닿게 된다. 휴화산이 활화산이 되듯 깨어난 트라우마는 여러분이 예상치도 못한 복잡하고 다양한 몸-마음의 분리 현상을 가져온다.

성장기 때 크게 드러나지 않아도 성인이 돼서 나타나는 성인 ADHD나 무기력증, 우울증, 초민감성 등은 출생 트라우마/출생 후 트라우마로 인해 발생한 접형골 압박에 한계가 왔을 때 발현되는 듯 보였다. 자랄 때는 아무 문제가 없었는데 성인이 되어 나타나는 증상. 갑자기 잠을 못 자고 숨이 잘 안 쉬어지는 상황을 맞이하며 당황하기도 한다. 심인성이다, 신경성이다, 마음을 잘 잡아야 한다. 공황 장애다, 병명을 다행히 찾는다 해도 그 치료법이 자신에게 잘 맞지 않으면 오히려 위장 장애나 과민증이 더 강화되어 치유로부터 멀어지며 길을 잃게 된다.

내가 만난 이들에게서 공통적으로 보게 된 잠재된 트라우마의 씨앗은 출생 이후 일어난 [죽을 뻔한 경험]이었다. 생존 이슈. 죽느냐 사느냐를 경험한 어린 시절이 성인이 된 지금까지도 같은 질문을 반복하고 있다.

어릴 때 죽을 뻔한 경험의 각인

난 지금 죽은 것일까, 산 것일까?

태어난 후 죽을 뻔했던 경험은 [출생 후 트라우마] 중 가장 강력한 형태로 보인다. 생존 이슈는 신경계 발작 버튼을 누르듯 공포와 불안을 몸속 체액 속에 바이러스처럼 퍼뜨리는 듯하다. CST 힐링 프로그램을 진행하면서 심각한 불면증과 평범한 일상을 지내기가 힘든 초과민성과 같은 현상의 뿌리가 성인기에 겪었던 스트레스나 트라우마가 아니라 어릴 적 죽을 뻔했던 경험에서 오는 것임을 보았을 때 큰 깨달음이 왔다. 눈앞이 환해지면서 이제야 제대로 보이는 듯했다. 세션을 진행하면서 유독 목 앞쪽에 강한 긴장을 느끼며 쉽게 잠들지 못하는 경우가 많았는데 대부분 죽을 뻔한 경험을 했더라. CST가 필요했던 표면적인 이유는 불면증이나 불안증이지만 그 증상의 깊은 뿌리를 차분히 따라가다 보면 어릴 적 죽을 뻔했던 경험이 여전히 목을 죄고 있음을 발견한다. 이 지점에서 트라우마 치유에 관심 있는 분들이라면 마음에 담아야 할 것이 있다.

트라우마 치유에 대한 우리의 태도이다. 트라우마 치유를 위해 트라우마의 뿌리를 뽑아야 한다든가 혹은 그 뿌리를 없애야 한다는 생각. 아예 품지도 말자. 그 생각 자체로 신경계에 트라우마가 된다.

CST는 시멘트에 꾹 찍힌 발자국처럼
몸속에 혹은 신경계에 각인된 트라우마 패턴을
몸 안을 가득 채우고 있는 체액을 통해
녹이는 치유 스킬을 쓴다.
트라우마는 녹이는 것이지 없애는 것이 아니다.

특히 기억나지 않는 어린 시절 발생한 죽을 뻔했던 트라우마 경험은 존재 자체가 부인될 정도로 그 모습을 몸속 깊은 곳에 꽁꽁 숨겨 놓는다. 그래서 치유의 이름으로 함부로 파헤치면 안 된다. 몸속 깊이 숨겨 놓는 이유가 다 있다. 치유는 그 이유까지 인식하고 수용해야 가능해진다. 비록 그 이유가 합당하지 않아도 말이다. 여러분이 트라우마를 대하는 자세와 태도. 상대방 신경계는 그 태도와 자세를 탐색하고 경계 태세를 조정한다. 부드러운 태도와 중립적 자세. 치유하고자 하는 대상의 신경계 경계가 낮아진다. 경계가 낮아질수록 트라우마 치유는 안전하다. 출생 후 트라우마의 안전한 치유를 위해 잘 훈련된 CST 전문가의 인식이 필요하다. 트라우마는 녹이는 것이다. 녹으면 원래 몸의 중심으로 돌아와 다시 몸의 일부가 된다. 그러니 부드럽게 다가가야 한다.

트라우마 씨앗 3단계

출생 후 신생아는 부모 혹은 양육자에게 철저히 의존하게 된다. 아이의 생존 여부가 오롯이 부모와 양육자에게 있다. 부모와 양육자의 상태에 따라 아이의 생존 형태는 달라진다. 충분한 사랑과 관심은 아이에게 충분한 영양분 공급과 안전한 환경을 만들어 준다. 반면, 부족한 사랑과 무관심은 아이를 불안하게 하고 성장을 방해한다.

1. 양육 방치 상태

(1) 내 아이보다 내 일이 우선인 워킹맘

현재 성인이 된 분들의 어린 시절, 주된 양육자 대부분은 어머니였을 것이다. 드물게 전문직에 종사하시는 엄마도 있어 직장을 다니면서 아이를 돌보아야 하는 상황도 있곤 한다. 그런 경우 엄마로서 아이를 돌보고 양육에 집중하는 시간과 질이 현저히 떨어질 수 있다. 워킹맘의 상황에 따라 개인차가 존재하겠지만 여기서는 양육 방치에 해당할 정도의 상황을 말한다. 아이와 함께하기보다 엄마 자신의 사회적 지위와 커리어가 최우선인 경우 아이는 방치되고 결핍으로 이어진다. 아이가 배밀이를 하고 기어다니기 시작하면서 노출되는 위험에 엄마로서 안전하게 지켜 줄 수 없으며 아이가 하루가 다르게 변하고 성장하는 빛나는 매 순간을 함께할 수도 없다. 물론 조부모의 조력과 보모 서비스 등을 이용할 수 있겠지만 탯줄로 연결된 엄마의 품과 손을 대신할 순 없더라. 이러한 정서적 방치는 아이의 몸/마음 건강은 물론 인성/인격 형성에 왜곡의 씨앗이 된다.

(2) 계획되지 않은 임신과 출산

아이를 바라지 않았는데 아이가 생겨 어쩔 수 없이 출산을 한 경우, 엄마가 아이를 외면하곤 한다. 아이가 우니 젖을 주긴 하지만 준비가 안 된 상태로 엄마가 되어 버린 원망과 분노가 아이에게 향할 때가 있다. 기계적인 양육 형태로 인해 아이는 정서적 양육 방치 상태에 노출된다. 엄마와의 충분한 교감과 애정이 생기기 어려워 생존 이슈가 발생한다. 사랑받기 위해 무엇이든 해야 한다는 생존 강박이 신경계에 미묘한 자국으로 남을 수 있다.

(3) 엄마의 산후 우울증

아이를 낳은 후 우울증이 생기면 자연 아이는 양육 방치 상태에 놓이게 된다. 울어도 젖을 물리지 않을뿐더러 자신이 엄마라는 것을 거부하기도 한다. 양육자에게 오롯이 자신의 생명 유지가 달린 아이에게 이런 환경은 신경계에 큰 생존 이슈를 남긴다. 울어도 돌아보지 않는 엄마에게서 아이는 자신의 존재 자체가 부정되는 차가움을 느끼며 성장하면서 인정받고 싶은 욕구를 생존을 위해 무의식적으로 느끼게 된다.

(4) 양육자의 알코올/게임 중독

    양육자가 알코올 중독이나 게임 중독인 경우 양육 환경 자체가 부적합하다. 이런 경우 방치된 아이는 생존 확보가 어려워진다. 가장 위험한 케이스로 보인다.

2. 경련/열 기타 의한 응급 상황

신생아일 때 아이들은 쉽게 열이 오르거나 열 때문에 경련이 오기도
한다. 혹은 이유를 알 수 없는 설사나 피부 문제가 생기기도 하는데 그
것이 응급 상황인 경우 신생아의 신경계에 큰 각인을 남길 수 있다. 응
급 상황이 끝난 후 충분히 아이를 품에 안고 안전감을 느낄 수 있도록
양육자가 노력한다면 출생 후 트라우마는 녹을 수 있다.

3. 머리-얼굴 충격

1살이 되기 전 아기는 발달 과정에서 뒤집기/배밀이/기어다니기/걷
기 등을 차례대로 거친다. 이 과정에서 예상치 못한 사고가 발생하기
도 하는데 다행히 아기의 살은 부드러워 넘어졌을 때의 충격은 크지 않
을 수 있다. 단, 뒤로 넘어져 머리를 부딪히거나 앞으로 넘어져 얼굴에
충격이 가해졌을 때는 예외적이다. 침대/의자/높은 곳에서 떨어져 발
생하는 머리와 얼굴 충격 모두를 포함한다. 아직 골화가 진행 중인 머
리뼈에 충격은 변이를 만들 수 있다. 얼굴뼈 또한 충격에 약하여 변이
가 쉽게 발생한다. 가볍게 생각했다가 나중에 심각해지는 케이스다.

이제 막 아장아장 걷기 시작하면서 서서히 트러블 메이커가 되기 시작한다. 이것저것 궁금한 것도 많아서 만지고 떨어뜨리고 차고 던진다. 사건이 많이 일어날 나이다. 세상 무서운 것이 없는 나이니까. 이때부터 죽을 뻔한 경험이 시작된다.

(1) 교통사고/높은 곳에서 떨어짐 기타 죽을 뻔한 경험
(2) 동전/사탕 기타를 삼켜서 죽을 뻔한 경험
(3) 물에 빠져 죽을 뻔한 경험

반짝이는 동전을 보고 호기심에 가득 찬 아이의 눈동자가 빛난다. 조막만 한 오동통한 손으로 기어이 집어 입속으로 넣는다. 순간 사색이 된 아이를 발견하고 목구멍에서 동전을 빼내었다는 기막힌 사연들. 대부분 나이가 3살 전후였던 것 같다. 성인이 돼서 기억하지 못하고 있었는데 CST 세션을 시작하면서 나의 집요한(?) 질문에 어린 시절을 조금씩 떠올려 보다 기억이 났다고 한다. 엄마가 말씀해 주셨다고 하면서. 사탕도 있었다. 뭐든 입에 넣어 보는 시기에 생기는 죽을 뻔한 경험들. 목구멍이 막히는 듯한 느낌은 아이의 여린 티슈(조직)에 남아 어른이 되었는데도 목 안 답답함을 주곤 한다.

그것이 바로 트라우마의 영향력이다. 또한 이제 막 걷고 뛰기 시작한 아이들과 함께 간 개울가와 물놀이 공원에서 물속에서 죽을 뻔했다는 이야기. 그것도 얕디얕은 개울물이었음에도 물속에서 숨을 쉬지 못하고 버둥거리며 일어나지 못했다고 한다. 3살 적 일이면 기억 못하는 것이 대부분인데 신기하게도 각인되어 한 번도 잊은 적이 없다고 하셨다. 그 기억력이 여전히 죽을 것 같은 공포심을 살아가는 내내 유지시켰다. 이렇듯 죽을 뻔한 경험은 뇌리에 깊이 남아 신경계를 자극하고 생존에 대한 질문을 해 댄다. 지금 나는 살 수 있을까? 지금 나는 살아 있는 걸까?

춤추고 뛰어다닐 정도로 아이의 근육은 발달되어 활동 영역이 넓어진다. 덕분에 넘어지고 자빠지는 일도 비례적으로 많아지고 혼자 돌아다니고 싶은 욕구도 강해져 양육자의 보호를 쉽게 벗어난다.

(1) 계단/옥상/놀이기구 기타에서 떨어짐

(2) 달리다 미끄러져 얼굴(턱/입 주변)을 부딪힘

(3) 엄마 잃어버림(혼자 돌아다니다가 엄마를 놓침)

(4) 혼자 차 안/집 안에서 방치된 경험

(5) 부모의 무관심/불화/냉전/이혼/중첩 가정 기타

죽을 뻔한 경험은 숨소리조차 쉬지 못할 정도로 순간에 발생하며 깊이 각인되는 트라우마다. 마치 안전핀이 뽑힌 채 폭발하지 않는 불발탄 상태로 몸속에 존재하는 형태랄까. 위태롭다.

죽을 뻔한 경험은 단지 물에 빠지거나 넘어지고 떨어지는 육체적인 충격뿐만 아니라 부모의 불화와 같은 심리적 불안까지 포함한다. 우리는 어릴수록 몸-마음을 분간하지 않는다. 몸과 마음을 따로 분리하지 않기 때문에 몸이든 마음이든 결국 합쳐 신경계의 충격으로 대변된다. 엄마의 차가운 눈빛, 아빠의 무관심 그리고 엄마 아빠의 잦은 다툼은 아이의 생존을 위협한다. 아이는 혼자 살 수 없기 때문이다. 그런 아이의 신경계 충격과 불안이 모이고 모여 결국 접형골로 귀결된다. 출생 후 트라우마 해소를 위해 접형골 스킬을 꼭 마스터해야 하는 이유도 바로 이것 때문이다.

모든 트라우마 치유는 접형골로 통한다.

접형골이 더 특별한 이유:
유리연골을 가졌다

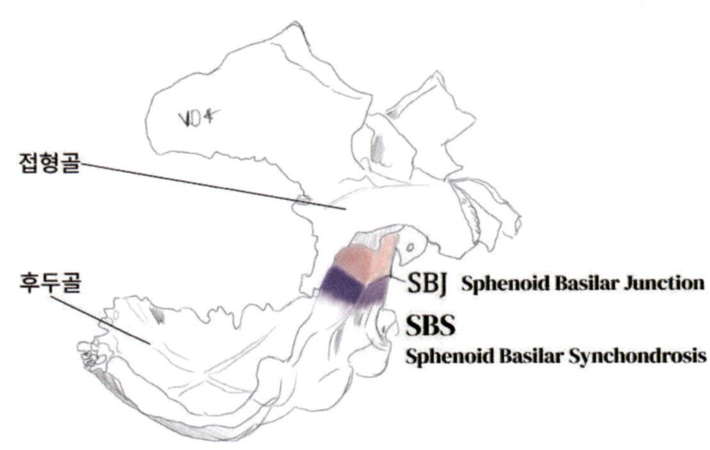

접형골과 후두골은 기저면이 서로 맞닿아 있다.

닿아 있는 면을 SBJsphenoid basilar junction; 접형골기저면 혹은

SBSsphenoid basilar synchondrosis; 접형골기저유리연골면이라 부른다.

접형골 기저면이 접형골 기저 유리연골이라는 정확한 이름으로 거듭났다. 접형골과 후두골 기저면 사이에는 유리연골이라는 특수한 쿠션이 들어 있다. 우리가 죽고 나면 이 유리연골은 발견하기 힘들 정도로 모두 닳아 있다고 한다. 그것은 접형골 기저면이 일평생 지속적으로 움직였다는 반증이 아닐까. 우리 몸은 움직임이 많은 구조에는 연골이나 디스크처럼 보호장치를 만들어 둔다. 무릎 연골이나 턱, 척추 디스크처럼 말이다. 두개골 내 유일한 연골 구조를 가진 접형골 기저면도 마찬가지다.

접형골 기저면은 비록 우리가 느끼지 못할 정도로 미묘하지만 일생 주기적으로 움직인다. 그 움직임 혹은 운동성을 CST에서는 크라니얼 모션 혹은 PRM(첫 번째 호흡 모션)이라고 부른다.

**출생 후 현재까지 여러분이 경험한 인생은
접형골 기저면에 특별한 패턴을 만든다.**

우리 모두는 각자의 인생 여정을 살아왔고 그 여정에서의 경험이 접형골 패턴을 만든다. 가볍게 혹은 강하게 경험하는 무수한 스트레스의 연속과 해소되지 않는 트라우마의 뒤끝은 접형골 기저면에 강렬한 패턴을 만든다. 누구나 다 갖고 있고 일상생활에 어려움 없는 접형골 패턴이 있는가 하면 인격 장애까지 올 정도로 심각한 경우도 있다. 접형골에 발생하는 특정 패턴은 왜곡이 강할수록 육체적 중상을 뛰어넘어 마음-감정-정신의 영역까지 왜곡시킨다.

트라우마 치유의 핵심은 접형골에 발생한 강력한 변이 패턴 해소에 있다. 접형골 변이 패턴은 몸-마음-정신을 분리, 왜곡시킨다. 동시에 접형골 변이 패턴이 해소되면 몸-마음-정신이 통합되어 치유되는 힘도 있다. 동전의 양면처럼 접형골은 아주 쉽게 몸-마음을 분리하기도 하고 아주 효율적으로 몸-마음을 통합시키기도 한다. 선과 악이 함께 존재한다면 접형골 속이 아닐까. CST는 그 무엇이든 치유로 이끄는 방향을 찾는 스킬이다. 치유에 있어 선과 악은 구분되지 않는다. 선처럼 보여도 오히려 몸을 망치는 경우도 많았고, 악처럼 보여도 몸을 회복시키는 경우도 많았다. 그래서 CST 전문가/마스터는 접촉하는 모든 구조에 어떤 편견이나 평가를 할 필요가 없다.

자, 지금부터 우리는 접형골에 발생하는 대표적인 변이 패턴을 볼 것이다. 책을 통해 소개하는 접형골 패턴은 8개이며 이 중 하나는 내 손으로 감지는 했지만 배운 적이 없어 이름을 붙이지 못했던 것이다. 다행히 패턴의 이름을 찾게 되었다.

접형골 변이 패턴 **8**

1. Inhalation/Flexion
2. Exhalation/Extension
3. Torsion
4. Side-Bending
5. Lateral
6. Vertical
7. Lateral Flexion
8. Compression

접형골의 대표적인 변이 패턴 8개는 위와 같으며, 개별 패턴 소개는 여러분에게 확 닿을 수 있는 [불편한 증상]을 위주로 쓰려 한다. **CST와 같은 자연치유 요법은 증상에 국한하여 집중하지 않는다.** 단지 책에서는 여러분과의 편안한 소통을 위해 증상으로 접형골 변이가 만들어 내는 현실적 불편함을 직접 보여 드리려 한다. 또한 변이 해소를 통해 몸이 재건할 수 있는 건강도 함께 볼 수 있다.

패턴 1. 인헐레이션(플렉션): 넘치게 담겨 열받는 패턴

- 가벼운 두통
- 부비강염
- 허리 통증
- 뭔가를 계속 하고 싶은 욕구

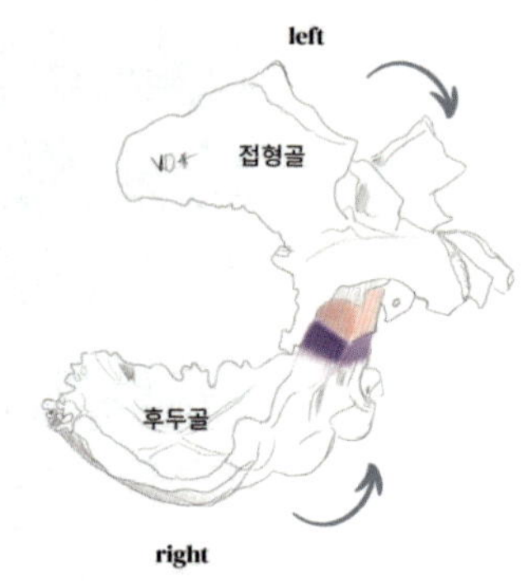

접형골과 후두골이 무엇이 그리도 바쁜지 서로 용무가 끝난 듯 쫘악 벌어진다. 측면(오른쪽)에서 보면 접형골 몸체가 인사를 하듯 앞으로 숙일 때 후두골도 가만히 있지 않고 턱을 내밀 듯 쑥 내민다. 이 상태가 길어지면 인헐레이션(플렉션) 패턴이라 부른다. 가벼운 두통/전두통/부비강염/허리 통증이 생길 수도 있다. 접형골 기저면 앞문이 닫히며 머리 쪽으로 올라간 체액을 가두는 효과가 생긴다. 머리로 올라간 체액이 내려오지 못하고 머리에 머무는 시간이 길어지면 자연스레 두통/부비강염이 생기는 환경이 된다. 인헐레이션이 강화될 때 대부분 과도한 활동으로 피곤한데 잘 쉬지 못하는 상태가 되었다. 크게 활성화된 상태가 흥분되어 보이기도 한다.

패턴 2. 엑설레이션(익스텐션): 너무 가까워서 숨 막히는 패턴

· 골반과 요추의 불안정성

· 근골격계의 일시적인 문제 발생

· 내분비계 장애

· 부비강염/코 알레르기

· 심한 두통, 편두통

· 피곤/피로

· 감정적이고 충동적 성향

· 혼자 있고 싶어 함

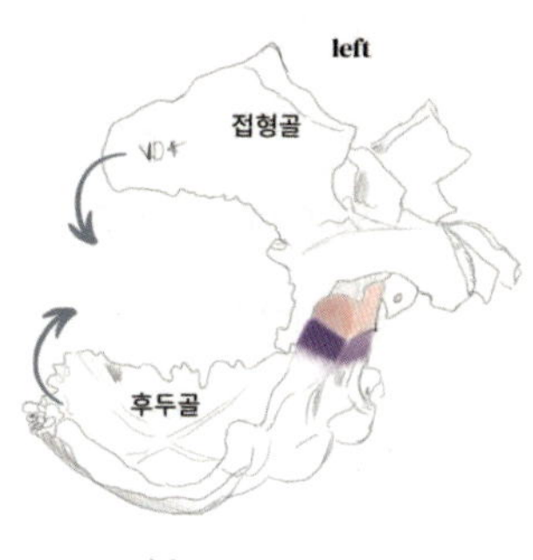

접형골 몸체와 후두골 몸체가 몹시도 그리워 확 가까워지는 형국처럼 보인다. 가까운 사람도 오래 같이 있다 보면 다툼이 생기고 불편해진다. 너무 가까워져서 숨 막히는 패턴. 접형골 엑설레이션 패턴에서는 자신도 모르게 계속 한숨을 길게 쉬는 형국이 된다. 쉬고 싶은데 잘 쉬어지지 않아 쉽게 감정이 불안해지고, 충동적인 행동을 하기도 한다. 몸이 무겁고 잠을 자도 쉽게 충전되지 않는 상태가 된다.

패턴 3. 톨션: 서로를 외면하며 고개를 돌리는 패턴

- 척추 측만증
- 머리/목/허리 통증
- 눈 운동 문제/난독증
- 경미한 ADHD/ADD
- 문제 직면 회피

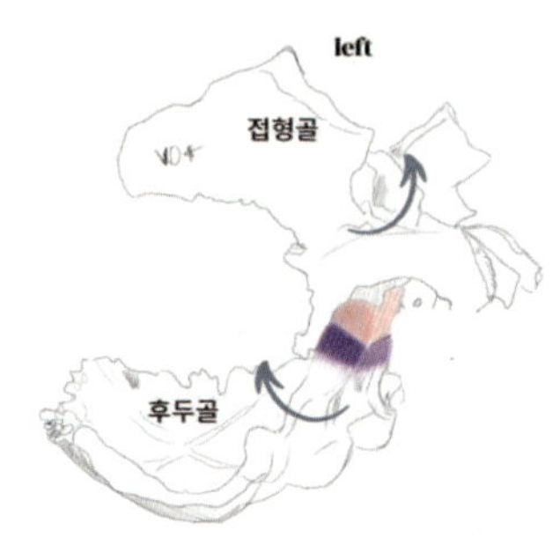

 우리는 뭔가가 보기 싫으면 고개를 획 돌린다. 고개를 그렇게 계속 돌리고 있으면 어떻게 될까? 목이 아프다. 목을 돌린 상태가 지속되면 결국 척추도 균형을 맞추기 위해 그에 합당한 보상 패턴을 만든다. 측만증이 발생한다. CST로 척추 측만증 치유가 가능한가? 이런 질문을 많이 받았다. 척추 자체에 직접 교정 스킬을 쓰지 않아도 접형골 톨션 패턴 해소를 통해 가능해 보인다. 척추 가장 상단에서의 접형골 왜곡 패턴이 중심을 찾으면 척추는 그 중심에 따르기 시작한다. 접형골 톨션 패턴은 누구나 가지고 있다. 패턴이 강해질 때 불편함이 생긴다. 패턴이 약하면 갖고 있어도 사는 데 큰 지장이 없다. 단 뭔가를 계속 회피하면 목이 불편하니, 직면하는 용기를 키우면 좋겠다.

패턴 4. 사이드-벤딩: 편협된 사랑, 한쪽으로 쏠린 패턴

- 신경근골계 통증 증후군/두통/내
  분비계 장애
- 시각 문제/운동 장애motor disturbance
- 코와 상부 호흡기 알레르기
- 악관절 장애, **이명증**
- 치아 부정 교합dental malocclusion
- 천골: 1차적 근원인 골반 또는 요통
  문제
- **양극성 장애(분열정동장애)/ADHD/ADD**
- **치매**

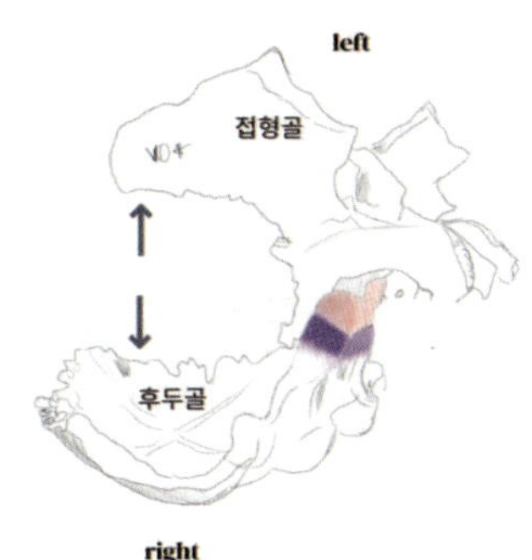

접형골 톨션보다 더 심한 증상이 많은 사이드-벤딩 패턴.

실제로 사이드 벤딩 패턴에서는 턱관절 장애 혹은 TMJ가 많이 보였고 얼굴 비대칭을 이끄는 기본 요인이 된다.

한쪽으로 격하고 몰리고, 또 한쪽은 격하게 벌어지는 형태처럼 감정이 양가적으로 격하게 나뉘며 동시에 발생, 혼란스럽게 만든다. 한 손(왼손잡이/오른손잡이)을 쓰기에 누구나 조금씩 갖고 있는 패턴이며, 한쪽으로 가해진 강한 물리적 압박이나 충격(교통사고 기타), 한쪽만 선호하는 나쁜 자세나 습관에 의해 패턴이 강화된다.

패턴 5. 라터랄: 한쪽으로 밀려 떨어질 것 같은 불안

· 무기력 상태 유발

· 두개천골계의 1차적 문제: 외상의

　결과

　　- 출생 과정에서의 외상

　　- 예전의 머리 외상

· 봉합 장애/비정상적 경막 긴장

· 사시/학습장애/독서장애/성격장

　애/뇌성 마비

· 우울증/공황장애/ADHD/ADD

· **초민감HSP**

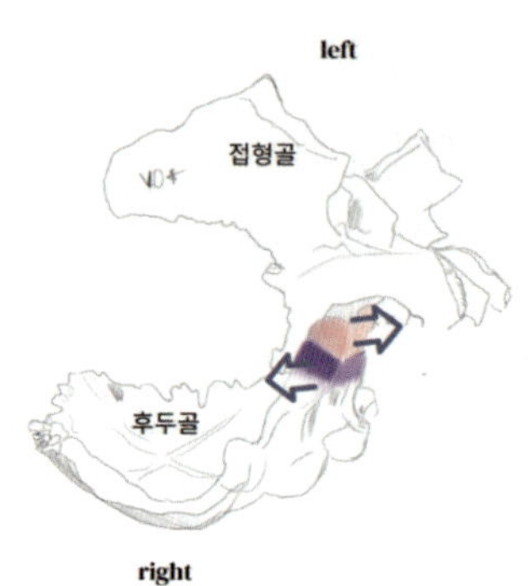

　격심한 만성 증상을 만드는 요인이 되는 접형골 라터랄 패턴. 라터랄 패턴은 분만 시 발생하는 전형적인 접형골 압박 패턴이다. 출생 후 사시나 학습장애, 언어장애 등이 바로 나타날 수도 있다. 그런 증상이 나타나지 않는 경우 성격 장애로 인해 삶 자체가 힘든 경우도 발생한다. 한쪽으로 밀려서 떨어질 것 같은 느낌을 내 속에서 느낀다면 그것은 단순한 불안이 아니라 공포가 된다. 계속 죽을 것 같은 공포를 느낀다면 세상에 태어나 뭔가를 배우고 보는 것이 중요하지 않게 된다. 여기 있지만 여기 있지 않은 상태.

패턴 6. 버티컬: 위아래로 밀려서 떨어질 것 같은 불안

· 심각하게 무기력하고 쇠약한 상태

· 우울증/정신분열증/공황장애/성격
  장애

· 외상/교통사고 기타에 의한 결과

· 심각한 두통/성격 이상/부비강염

· 내분비계의 심각한 장애

· 시각 문제 발생

· **초민감HSP**

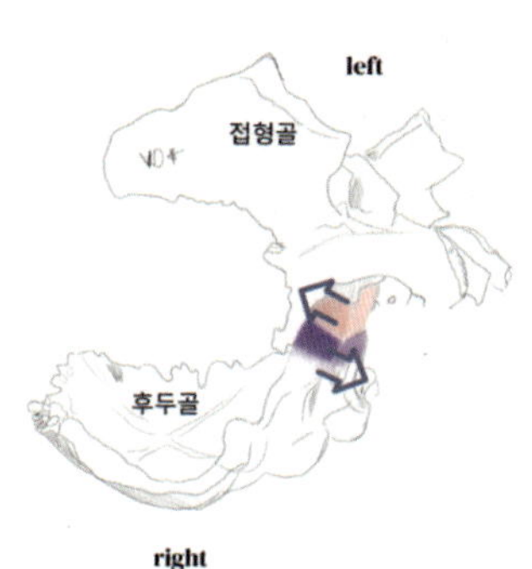

접형골 기저면이 통째로 위/아래로 밀리는 패턴. 이 패턴 또한 외부의 강한 충격이 발생했을 때 생긴다. 분만은 물론 교통사고, 떨어짐, 날아오는 야구공에 맞음 기타 일상에서 예상치 못하게 머리 쪽으로 가해진 물리적 충격에 의해 버티컬 패턴이 발생하는데 증상은 상상치 못할 정도로 심각하다. 접형골 기저면이 상/하방으로 밀려 발생했을 거라 과연 누가 생각이나 했을까. 그래서 CST 치유가 누구도 상상치 못한 방식으로 펼쳐질 수 있는 것이다. 접형골 버티컬 패턴을 볼 수 있기 때문이다.

패턴 7. 라터랄 플렉션: 중심을 놓치고 스러지는 패턴

- 세상과의 단절/분리 상태
- 만성 우울증
- 해소되지 않는 지속적인 만성 두통
- 비정상적 의존 상태

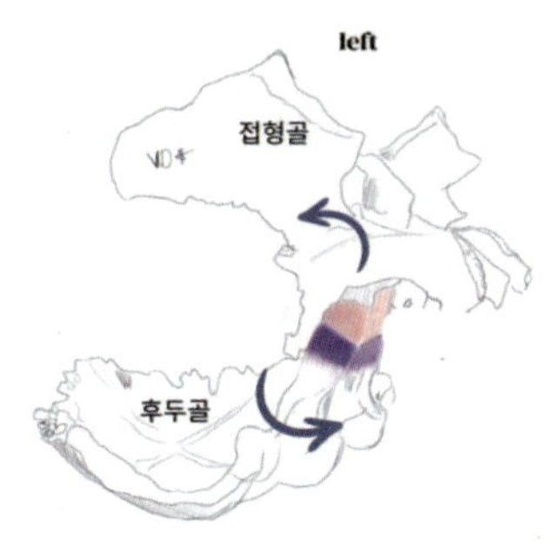

생각도 계획도 없는 무분별한 대응 처럼 보이는 접형골 라터랄플렉션 패턴. 줄다리기를 하다가 강한 쪽으로 단번에 넘어가는 형국이다. 한쪽으로 스러져 버리는 순간 무엇을 느끼게 될까. 패턴의 형태대로 우리는 뭔가를 내면에서 느끼게 된다. 겉으로는 전혀 드러나지 않는 나만 아는 두려움, 불안, 공포를 느끼게 된다. 분명 눈에 보이지 않고, 실제 일어난 일도 아닌데 실제처럼 느껴지는 감정들. 그것은 모두 몸 안에서 느껴지는 내적 감각이다. 여러분은 접형골의 이 미묘하고 기묘한 뒤틀림 패턴을 느끼며 어찌할 바를 모르는 것이다. 딱히 드러나지 않는 형체에 혼자 고통을 감내할 필요는 없다. CST를 통해 실체를 보고 치유하자!

패턴 8. 컴프레션: 앞뒤로 눌려 꼼짝달싹도 못하는 패턴

· 우울증: 내성적 신경적 우울증 상태

endogenous depressive neurotic condition

· 좌골 신경통

· 소아 자폐증

· 무기력증

· 알레르기 상태의 잠재적 병인

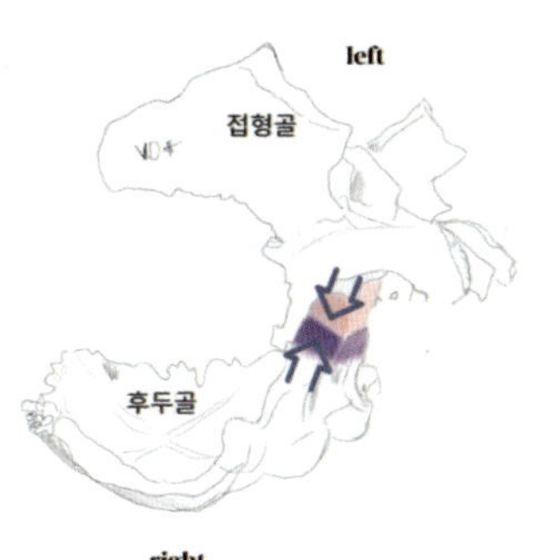

"이 압박으로부터 해방되게 하소서." 실제 접형골 압박 패턴을 손으로 감지하게 되면 이런 기도와 소망이 저절로 나온다. 손으로 감지되는 압박을 내가 실제로 겪는다는 연상만으로도 가히 그 불편함과 무게감이 느껴진다. 얼마나 불편할까. 꼼짝달싹도 할 수 없다는 느낌. 머릿속에서 가해지는 형벌 같은 압박 패턴도 그것이 언제, 어떻게 발생했는지 정확히 알지 못하여도 시간을 충분히 가지며, 접형골 [패턴 뉴트랄 스킬]을 통해 차분하게 풀어 가면 된다. 치유는 어떤 패턴이어도 평등하게 기능한다.

접형골을 통한 슬기로운 복합증상 치유

우리는 그동안 나타나는 증상만을 보며 자신을 치유해 왔다. 진단명이 공황 장애라면 공황 장애만 보고 증상 완화에 집중했고, 우울증이 생기면 항우울증 약 처방으로 도움을 받으려 했다. 접형골 변이 패턴 8개를 쭉 살펴보면서 우리가 발견하게 된 것은 8개의 접형골 변이 카테고리 안에 크고 작은 복잡하고 다양한 심각한 증상들이 다 포함되어 있다는 것이다. 즉 우울증이나 공황 장애, 집중력 저하, 치매 등은 접형골 변이 1개의 카테고리에 포함되는 증상들이며 CST는 각각의 증상 완화에 집중하는 것이 아니라 접형골 변이 패턴 해소를 통해 발현된 증상과 발현되지 않은 증상까지 치유하는 것이다. 각각의 증상을 개별적으로 치유해 나가다 보면 이게 나으면 저게 도지고 저게 나으면 이게 도지는 악순환이 반복된다. CST는 우리 몸 중심부의 가장 상단에 위치한 코어 중의 코어, 접형골을 중심에 다시 세움으로써 복합적인 수많은 증상들을 통합적으로 치유한다.

증상으로 다시 정리하는 접형골 패턴

@비디칸

01 Inhalation/Flexion	02 Exhalation/Extension	03 Torsion	04 Side-Bending
.가벼운 두통 .부비강염 .허리 통증 .OverActive	.골반과 요추의 불안정성 .근골격계의 일시적인 문제 발생 .내분비계 장애 .부비강염/코 알러지 .심한 두통, 편두통 .피곤/피로 .감정적이고 충동적 성향 .혼자 있고 싶어함	.척추 측만증 .머리/목/허리 통증 .눈 운동 문제/난독증 .경미한 ADHD/ADD .문제 직면 회피	.신경근골계 통증 증후군 .두통/내분비계 장애 .시각 문제(운동장애) .코/상부 호흡기 알러지 .악관절 장애 .치아 부정 교합 .천골:골반 또는 요통 문제 .양극성(분열정동장애) .ADHD/ADD/초로기치매

05 Lateral Pattern	06 Vertical Pattern	07 Lateral Flexion	08 Compression
.무기력 상태 유발 .출생 과정에서의 외상 .예전의 머리 외상 .비정상적 경막 긴장 .사시/학습장애/독서장애 .성격 장애/ 뇌성 마비 .우울증/공황장애 .ADHD/ADD	.심각하게 무기력하고 쇠약한 상태 .우울증/정신 분열증 .공황 장애/ 성격 장애 .외상/교통 사고 기타 .심각한 두통/성격 이상 .부비강염 .내분비계의 심각한 장애 .시각 문제 발생	.세상과의 단절 .분리 상태 .만성 우울증 .해소되지 않는 지속적인 만성 두통 .비정상적 의존 상태	.우울증 :내성적 신경적 우울증 상태 .좌골 신경통 .소아 자폐증 .무기력증 .알러지 상태의 잠재적 병인

그림으로 다시 정리하는 접형골 패턴

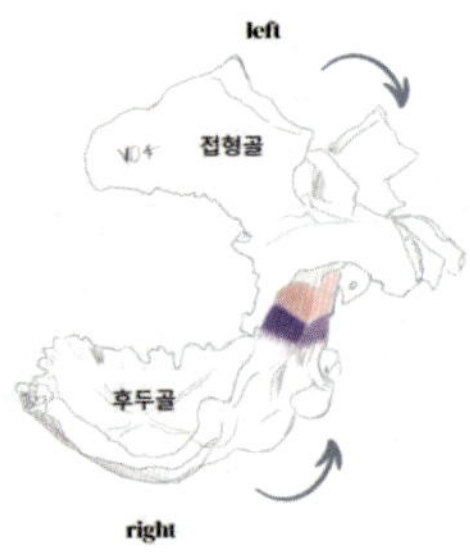

Inhalation/Flexion

인헐레이션/플렉션

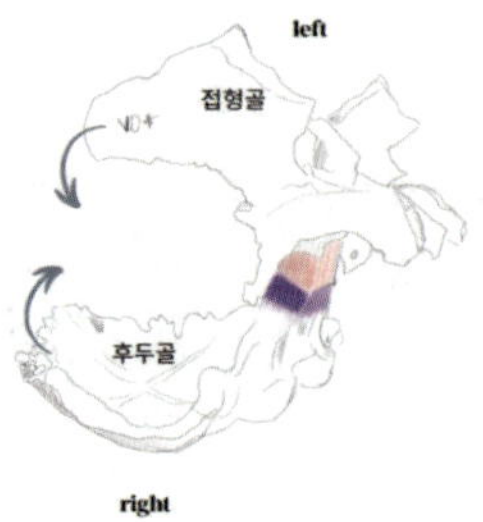

Exhalation/Extension

엑설레이션/익스텐션

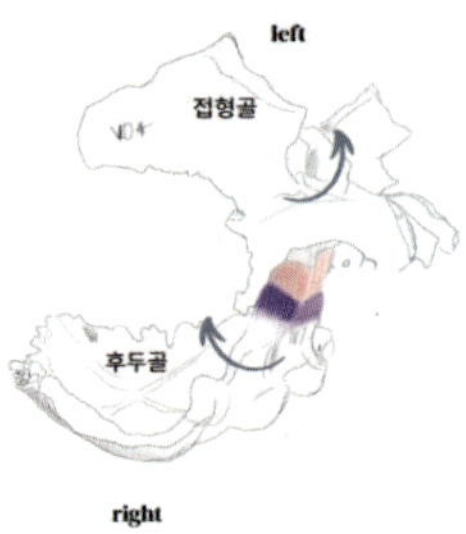

Torsion

톨션

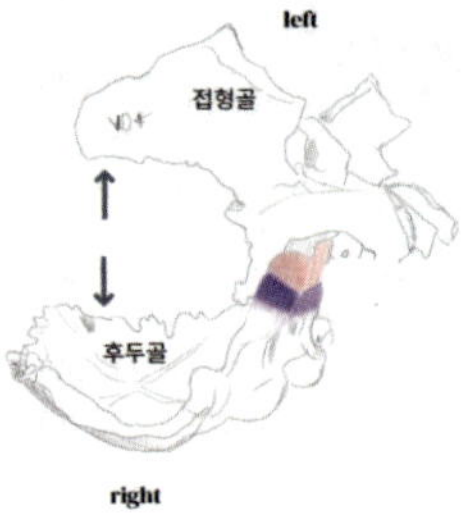

Side-Bending

사이드-벤딩

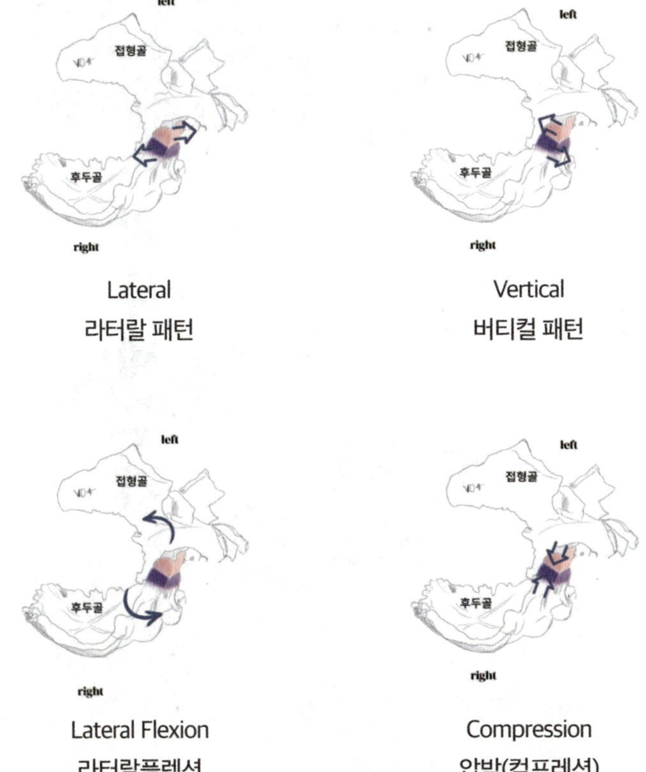

Lateral
라터랄 패턴

Vertical
버티컬 패턴

Lateral Flexion
라터랄플렉션

Compression
압박(컴프레션)

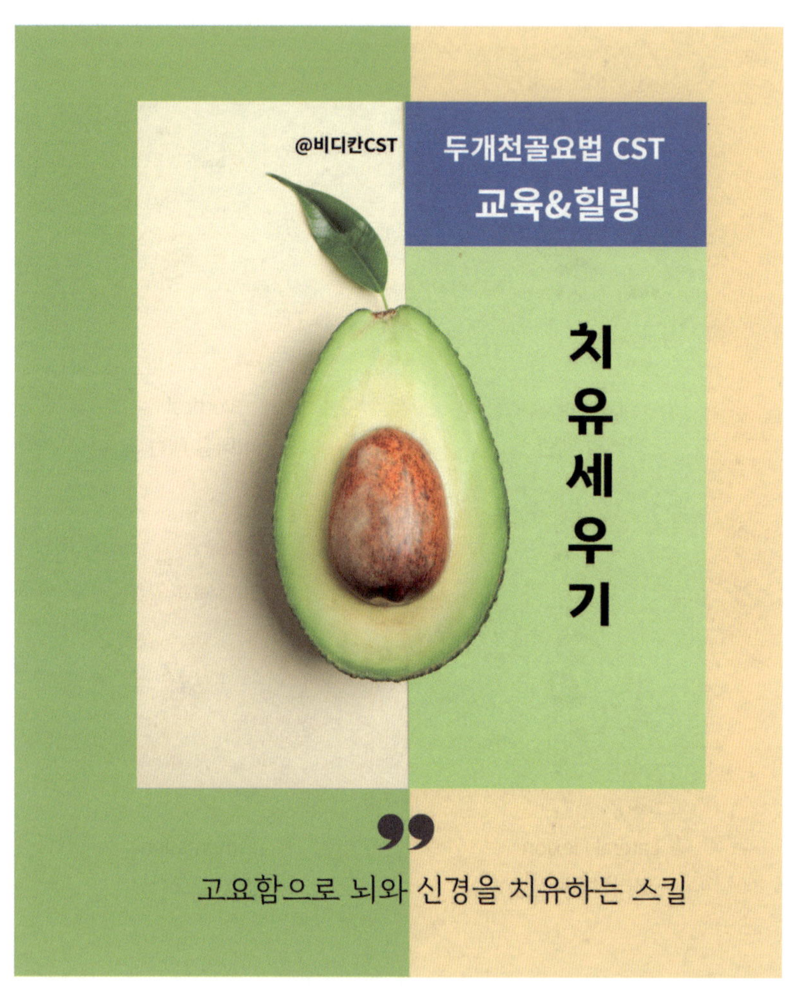
@비디칸CST
두개천골요법 CST
교육&힐링
치유세우기
고요함으로 뇌와 신경을 치유하는 스킬

내 안에 나만의 힐러가 산다

　1995년 두개천골요법CST 전문가로 입문한 이후 놓치지 않고 지금까지 하고 있는 것이 있다. 그것은 접형골을 통한 자가 치유. 내가 나를 치유하면서 내가 나를 통해 공부를 한다. 접형골의 나비가 서걱서걱 내 손에서 움직이기 시작하면 턱이 맥없이 풀어지고 스윽 밀리듯 원래의 자리로 돌아간다. 오른쪽으로 씹으려 노력을 한다 해도 늘상 왼쪽으로 씹는 나를 본다. 왠지 왼쪽으로 씹어야 더 맛있는 것은 기분 탓일까. 일상의 불균형을 매일 밤 자기 전에 접형골 날갯짓으로 치유한다. 손으로 뭔가가 늘상 감지되진 않아도 내 몸 안에서 일어나는 미묘한 이완과 풀림을 보곤 한다. 내 대뇌의 인식 범주를 벗어나는 몸속 미묘한 치유 의식은 접형골을 통해 매일 구현된다. 힐러는 스스로 치유할 수 있어야 한다. 물론 다른 전문가들의 손을 빌리면 더 편할 수 있겠다. 하지만 매일 그럴 수는 없지 않나. 이미 내 안에 존재하는 나만을 위한 힐러가 있으니 게으름 없이 부지런히 치유와 만난다. 여러분도 나와 같이 내면의 힐러를 깨워 보시기 바란다. 처음은 어렵다. 하지만 놓치지 않고 지속성을 가지면 언제가 그 힐러를 딱 만나게 될 것이다. 아마도 한눈에 반하지 않을까.

접형골 셀프-접촉법

접형골은 내 손으로 접촉해도 압박을 느끼기 쉬운 곳이다.

접촉한다면 5분~10분 정도가 적당. 접촉이 불편하거나 두통이 온다면 바로 손을 뗀다. 내 접형골과 친해지기 위한 훈련으로 치유를 위한 것은 아니다. 그러니 너무 자주 방문하지 말자.

(1) 앉은 상태, 팔꿈치를 바닥에 닿아 충분히 지지하는 자세
(2) 관자놀이 양쪽에 손가락 전체를 붙이고 가볍게 접촉
(3) 뭔가를 느끼려 집중하지 않는다. 사진에서처럼 눈에 보이지 않지만 나비 형태의 접형골에 손이 닿아 있다고 느낀다.

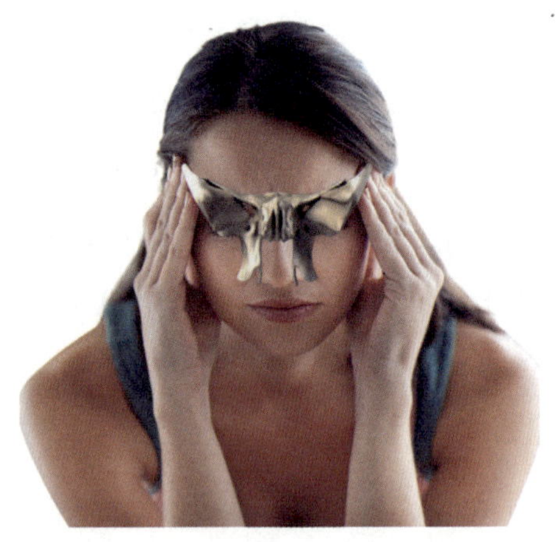

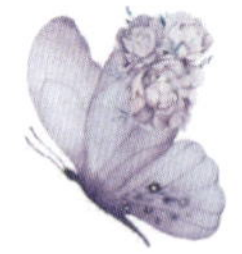

접형골 가는 대로 마음이 간다.

접형골이 틀어지면 마음이 틀어지고

접형골이 밀려나면 마음도 밀려나 둘 곳 없어 불안하고

접형골이 중심을 향하면 마음도 중심으로 향하니

접형골 가는 대로 마음이 움직여

마음의 나침반은 접형골이다.

우리 몸 어디에도 나는 나, 너는 너 구분된 곳은 없다.

나의 기능, 너의 기능

기능은 구분되어도 여전히 우리다.

접형골은 마치 100조 개의 세포로 이루어진 우리 몸을

단세포처럼 하나로 끌어당기려 그곳에 있는 것 같다.

자력처럼 끌어당겨져 내가 나의 기능을 하면서

네가 네 기능을 하면서 우리가 하나로 숨 쉬게 된다.

그리 크지 않은 접형골 날개가 끌어당기는 힘.

그 처음은 미약하나 그 나중은 창대하더라.

1998년 비디칸이 한국에 열렸다. 무조건 서울 강남에 해야지 했었다. 이유는 딱히 모르겠고 그냥 무모한 직관(?)을 따랐다. 개원 후 2년 간 한겨울 얼음장 같은 살벌한 고생을 했다. 매일 밤 인생이 매워서 울곤 했다. 사회생활을 많이 해 보지 못하고 인도로 건너가 몇 년을 살았기 때문이었을까. 한국으로 돌아와 개원하고도 수시로 인도와 유럽을 넘나들어서일까. 세상 물정 전혀 알지 못했다. 고생한 보람이 있었는지, 내 특유의 높은 적응력과 낙관적 성향 때문인지 고난 속에서도 은총을 느끼며 셀 수 없이 많은 귀인들을 만나 필요할 때마다 적절한 지지와 응원을 받았다. 물론 항상 내 곁엔 내 눈물을 지켜봐 주는 칸 선생이 있었다. 20대 후반 용감무쌍하게 논현동 한복판에 월세 무서운 줄 모르고 상가를 임대해서는 떡하니 센터를 열었던 나이다. 세상 돌아가는 것이 내 직관과 같지 않아 영 이상했다. 지금 시점에서 보면 참 무모하고 비현실적인 어린 사람에 불과했다. 인도에서 명상을 수년간 하면 뭘 하나. 세상이 어찌 돌아가는지를 모르는데 말이다. 명상이고 수련이고 다 부질없더라. 사회생활 경험이 부족했던 시절의 내가 지금은 이렇게 성장하였다.

그때부터 지금까지 나를 그리고 비디칸과 함께하신 모든 분들께 본 지면을 빌려 감사의 말씀 전한다. 사회 초년생으로 해맑게 데뷔를 했던 이 힐러는 여러분이 안 계셨더라면 길을 잃고도 잃은 줄도 모르고 천연덕스럽게 살았을 것이다. 덕분에 길을 잃었다는 감각을 알고 다시 방향을 잡아 지금 여기에 있다. 지금 여기의 내가 있기 위해 끝없는 도전이 있었고, 끝내 현실적인 사회인이 되어 힐러로서의 역할을 평온하게 수행 중이다. 다 덕분이다. 하고 싶은 것만 하면 행복할 줄 알았다. 하고 싶은 걸 하는데도 원하는 것을 얻지 못할 때는 비통하고 비루하다. 하고 싶은 것을 하고 원하는 것을 얻어도 건강치 못하면 갖고 있는 모든 것이 무의미해진다.

힐러의 소명은 하고 싶은 것을 하든 못하든, 원하는 것을 얻든 얻지 못하든 건강을 여러분 안에서 찾아 소중한 촛불을 두 손 모아 보호하듯 감싸 지키는 것이다. 소명은 내가 하고 싶고 하고 싶지 않고, 좋아하고 싫어하는 것과는 무관하게 덤덤하게 해야 할 일을 하는 것이다. 무관용 힐러 소명의 법칙이랄까.

고요함으로 나를 성장시킨
CST

지금의 여기 내가 있는 것은 CST라는 훌륭한 방향키가 있었기 때문이다. 하면 할수록 명상적 수행이 된다. 고요함에 이른다. 내가 나일 수 있게 된다. 실상 겉으로는 가족과 환경의 영향을 받는 특정 캐릭터가 여전히 기능하겠지만 내 안에 더 큰 내가 나를 탄탄하게 받쳐 준다. 이런 느낌. 여러분과 함께 공유하고 싶다. 내 안에 나만의 힐러가 상주한다. 늘 치유 대기 상태다. 손만 대면 치유가 일어난다. 그래서 요즘은 CST 교육에 더 진심이다. 물론 힐링 세션은 계속 이어질 것이다. 힐링은 개인적이다. 반면, 교육은 내가 아는 모든 것들에 대한 공유가 가능하다. 여러분도 평생 여러분 스스로 치유할 수 있는 스킬 하나는 장착하시라.

아플 때 누구 하나 내 옆에 없는 서러움보다
아플 때 항상 나 자신의 내면에 존재하는
내 안의 힐러와 따듯하게 함께하시라.

　이제 비디칸의 CST는 온라인으로도 가능해졌다. 원하기만 하면 시
공간을 초월한 CST 교육과 힐링이 가능해진 시대다. 코로나라는 파격
적인 지구의 이벤트가 새로운 문을 열어 주었기 때문이다. 열린 문은
가능성이다. 열린 문은 쉽다. 닫힌 문을 열려고 애쓰기보다 이미 열린
문으로 성큼 들어오시라.

　책을 읽어 주신 모든 분들께 감사와 사랑을 전하며

　평안 평온 평정

비디 정인수 드림

32년 차 두개천골요법
접형골 마스터
모든 트라우마는 접형골로 통한다

초판 1쇄 발행 2026년 1월 30일

지은이   정인수
펴낸이   이기봉
편집   좋은땅 편집팀
펴낸곳   도서출판 좋은땅
주소   서울특별시 마포구 양화로12길 26 지월드빌딩 (서교동 395-7)
전화   02)374-8616~7
팩스   02)374-8614
이메일   gworldbook@naver.com
홈페이지   www.g-world.co.kr

ISBN   979-11-388-5327-9 (03510)